의사에게 의지하지 않아도 암은 사라진다

의사에게 의지하지 않아도 암은 사라진다

우쓰미 사토루 지음

Tokyo DD Clinic 원장
NPO법인 약해(藥害)연구센터 이사장

이주관(한의사) • 박유미 옮김

청홍

시작하면서

    지금까지 많은 책을 써 왔지만 암에 대해서만 쓰기는 이번이 처음입니다. 내가 쓴 《정신과 치료의 진실》이 베스트셀러가 된 후, 《의학불요론(醫學不要論)》도 크게 베스트셀러가 된 덕분에 지금 이 책을 쓰게 되었는데, 《의학불요론》에서는 암에 관한 내용을 지극히 일부만 언급했습니다.

    의학계를 비판하는 테마로 글을 쓰고 있으니 의료계 사람들에게 항상 비난을 받고 있지만, 나는 내가 하고 있는 일이 최상의 방법이라고는 생각하지 않습니다. 더 멋진 방법이 있을지도 모르고 병이 낫는다면 어떤 방법이든 괜찮다고 생각합니다.

    다만 기본 개념으로 현대 서양의학은 원인을 생각하지 않는 대증 요법이 문제라고 생각합니다. 그 결과 응급 환자가 아닌데도 환자에게 필요 이상의 약을 복용하게 하면서 병원을 다니게 하거나, 현실적으로 낫지 않은 환자들이 너무 많다는 사실을 비판하는 것입니다. 자세한 내용은 본문에서 언급하겠습니다.

나는 내 방식의 양자의학과 그것을 더욱 발전시킨 우쓰미식 근본 치료법을 이용하면 반드시 낫는다고 주장하는 것은 아닙니다. 만약 100% 완전히 낫게 할 수 있는 사람이 있다면 그 사람은 분명 신의 영역에 있는 사람일 것입니다. 모든 환자의 모든 경과를 추적한 사람은 없으며, 치료 연구로만 떠들어대는 서양의학조차 모든 환자를 추적할 수는 없습니다.

그러면 내가 왜 이런 책을 쓰게 되었을까요? 이유는 남을 돕고 싶다는 욕망보다 만약 내가 혹은 내 가족이 암에 걸리면 받기로 계획한 치료법이 서양의학보다 '낫다'고 생각하기 때문입니다.

내 클리닉에서 모든 환자가 효과를 본 것은 아니지만, 정신과 약물, 스테로이드, 항암제, 호르몬제(항암호르몬제 포함), 진통제, 파킨슨병약, 생활습관병약, 방사선 치료 등을 멈추고 건강해 진 사람이 많습니다. 치유율은 고용의사 시절에는 생각할 수 없을 정도로 높으며 내가 하고 있는 방법론에 대한 효과를 실감하고 있기 때문에 계속하고 있을 뿐입니다. 하지만 잘 되지 않는 경우도 있고 도중에 낙오하는 사람도 있습니다. 그래서 나는 양자의학이나 우쓰미식 근본 치료를 무리하게 권하지는 않습니다.

결과가 나와도 오컬트(occult, 과학으로 설명할 수 없는 초자연적 현상-역주)로 생각하기 때문에 원하는 사람만 하면 된다고 생각합니다. 현대 서양의학 또한 원하는 사람은 하면 됩니다. 다만 모든 환자가 병이 낫지 않고 악화되고 있는 모습을 보면 불쌍하다는 생각이 드는 것은 사실입니다.

또 본인은 서양의학이 아닌 다른 치료법을 원하는데, 가족은 알아볼 생각도 하지 않은 채 환자 본인에게 서양의학을 강요하는 경우도 자주 볼 수 있습니다. 이와 반대로 대체요법을 강요하는 경우도 있습니다. 나는 그런 사람들과는 전혀 관계를 맺고 싶지 않습니다. 환자의 의사를 고려하지 않는 것이야말로 가장 큰 문제가 되기 때문이죠.

내가 근본 치료법과 양자의학을 선택한 것처럼, 환자와 환자 가족이 어떤 방법론을 선택하게 되는 것처럼 최종적으로 어떤 방법을 선택할 것인가는 결국 각자의 삶의 방식입니다. 그렇다고는 해도 자기 기준도 없이 남이나 가족이 하자는 대로 인형처럼 끌려가 치료라는 이름으로 학대을 받고 있는 사람이 끊이지 않습니다.

나는 무슨 과목 전문의냐는 질문을 자주 받습니다만, 내과 의사이며 소화기내과 의사였을 뿐입니다. 그러다가 한의학을 배운 뒤 정신과 의사로 오해를 받을 정도로 대체요법의 세계에서 유명해졌지만 전문가는 아닙니다.

아니, 굳이 내가 무슨 전문가인지 밝혀야 한다면 약해(藥害) 전문가이며 의존심리 전문가입니다. 안타깝게도 세상을 둘러봐도 약해

나 의존에 관련된 전문가는 보이지가 않습니다. 그런 관점에서 보건대 현대 서양의학이나 대체요법에서 찾아보면 암 치료는 암의 본질과는 동떨어진 이론이 되었습니다.

이 책은 그런 점을 제시하며 세상에 물어보기 위해 쓴 것입니다. 의학적으로 결과가 나오고 있기는 하지만 그것을 오컬트라고 생각할지 의미가 있다고 생각할지 부디 독자 여러분 자신이 판단하기 바랍니다. 마지막으로 항상 나를 지지해 주는 아내와 딸에게 고맙다는 말을 전합니다.

목차

제1장 나는 왜 암에 걸렸을까

제4장   식사요법

제5장 제1단계에서 제2단계로

제6장 우쓰미식 근본 치료의 기초

제7장 보조요법에 대한 개념

제8장 왜 암을 고치려고 할까?

권말수기 Tokyo DD Clinic에서 근무하는 사람의 암 극복 리포트

프롤로그

암(癌) 난민이 증가하고 있다. 특히 '진행-암'이라는 진단을 받은 후 '수술', '항암제', '방사선 치료'를 중심으로 하는 표준 치료로는 암이 치유되기를 기대할 수 없다고 판단하거나, 항암제 치료를 원하지 않을 경우 다른 치료법을 찾아 여러 치료 기관을 떠도는 환자들을 가리켜 이렇게 부르는 것 같다.

내 직업은 의사이지만, 만약 나나 내 가족이 암에 걸린다면 표준 치료는 받지 않을 생각이다. 받게 되더라도 긴급을 필요로 한 수술 정도일 것이다. 우리 클리닉에서는 내가 암에 걸리면 받기로 계획한 치료법을 환자에게 시행하고 있는데, 결과적으로 암이 사라진 환자가 많다.

나도 한때는 서양의학의 소화기내과 의사였다. 말하자면 많은 암 환자를 진찰해 온 일반내과 의사였다. 정신과 의사라는 오해를 종종 받지만 그렇지 않다. 그런 오해를 받는 이유는 《정신과 치료의 진실》이라는 책을 썼기 때문이다. 페이닥터 시절에는 나도 전통적인 암 치료법, 이른바 3대 암 치료법으로 환자들을 치료했다.

나는 그때부터 이미 한의학을 공부하고 있었기 때문에 서양의학적인 암 치료를 적극적으로 시행하지는 않았지만, 페이닥터 신분이었기에 교과서대로 해야 했다. 하지만 병원 매뉴얼에 따라 적극적으로 암 치료를 한 것이 아니라 환자와 가족에게 치료법을 선택하도록 기회를 주었다. 직접 선택하라고 했더니 많은 환자가 항암제를 선택하지 않았다. 현재는 환자들이 병원의 공포 마케팅에 휘둘려 병원이 하라는 대로 모두 선택하는 실정이다.

나는 왜 표준 치료를 부정하고 양자의학을 권하면서 우쓰미식 근본 치료법을 권하게 된 걸까. 그 이유는 100% 확실한 방법이 아닐수도 있지만 페이닥터 시절에 했던 일반적인 암 치료보다는 낫다는 확신이 있었고, 무엇보다 나와 내 가족이 암에 걸렸을 때 바로 이방법을 선택할 것이기 때문이다.

이때 중요한 것은 환자의 선택이다. 선택을 하기 위해서는 흔히듣게 되는 의사의 의견이 아니라 반대 의견도 귀담아 들을 필요가있다. 또 암 난민이 되지 않기 위해 가장 중요한 문제는 자신이 그선택을 납득할 수 있는가 하는 점이다. 암 진단을 받고 100% 완치되는 치료법이란 안타깝게도 존재하지 않지만, 그런 상황에도 암을극복할 수 있었던 많은 사람의 공통점은 자신이 충분히 이해한 방법으로 치료했다는 것이다. 더 중요한 것은 암의 본질이 무엇인가를 배워야 한다는 사실이다.

암 난민이란 어떤 의미로는 스스로 판단하지 못한 사람이라고도 할 수 있다. 현대인들이 대체로 그러한데, 환자는 스스로 판단하지 않고 텔레비전에 나오는 의사나 어용학자가 하라는 대로 하고 있다. 암 난민이 되지 않으려면 그런 빈곤한 발상에서 벗어나 암에 걸린 원인이 무엇인지를 계속 찾고, 그에 따라 스스로 결정을 내려야 한다. 이는 의사가 말하는 대로 일방적으로 따르는 것이 아니라 최선의 대책을 강구하기 위함이다.

가족들은 환자가 스스로 선택한 방법을 받아들여 지지해 주었으면 한다. 가족이라 해도 환자 본인이 온갖 방법으로 힘들게 조사해서 결정한 것을 방해할 권리는 없다. 일반적으로 가족의 지지를 받은 환자는 암이 급속도로 완치될 확률이 높다. 암이 낫지 않는 경우를 보면 가족이 환자의 의견을 듣지 않는 사례가 많다.

나도 예전에는 대체요법을 적극적으로 권하던 시기가 있었다. 3대 치료법이 확실하게 좋은 방법이 아니라 오히려 아무것도 하지 않을 때 생명이 연장되는 경우를 많이 봐 왔기 때문이다. 하지만 지금은 3대 치료법을 믿고 선택하고 싶은 환자는 그렇게 해도 된다고 생각한다. 의사가 그렇게 말해서가 아니라 충분히 이해해서 선택했다면 그렇게 해서 낫는 경우도 있기 때문이다.

나는 2013년에 '약을 멀리하는 운동'을 모토로 하는 'Tokyo DD Clinic'을 개원하여 NPO법인 약해연구센터 이사장을 맡게 되었다. 현재 우리 클리닉에는 정신과 환자와 그 외 다른 질환으로 약물에 의존하는 환자뿐만 아니라 암을 치료하고 세컨드 오피니언(Second opinion, 다른 의사의 의견-역주)을 찾으려는 환자들이 많이 방문하고 있다. 환자들의 방문이 늘어난 계기는 내 저서인《의학불요론》,《양약을 끊어라》가 베스트셀러가 되었기 때문일 것이다.

또 항암제에 대한 나의 견해와 페이스북 기사, 강연, 세미나, 이벤트 참여 등을 접하고 클리닉을 방문하는 사람이 늘어나는 추세다. 이게 무슨 소린가 싶은 독자를 위해 말해 두자면, 나는 인터넷을 중심으로 일본에서 가장 유명한 동시에 악명 높은 의사로 알려져 있다. 암이라는 범주에서 보면《항암 치료는 사기다》,《암 치료로 살해당하지 않는 7가지 방법》,《의사에게 살해당하지 않는 47가지 방법》등의 저자인 곤도 마코토 씨도 유명한 것 같은데 만나 본 적은 없다.

'진행-암'을 극복한 사람들의 공통점

나는 처음으로 클리닉을 방문하는 환자와 그 가족에게 암을 완치하기까지 거치는 3단계를 분명히 말해 준다. 이 3단계를 밟는다고 해서 모두 낫는 것은 아니지만 낫기 힘든 암에 걸렸다가 완치된 사람은 모두 반드시 이 3단계를 거쳤기 때문이다.

1단계에서는 현대 서양의학을 따를 경우 일어나는 이상 현상과 병이 치료되지 않는 현실을 생각해 본다. 그리고 현대 서양의학이 받는 비판과 의료비가 급상승하는 이유, 의사가 약물을 과다 투여하면서 병원에 계속 다니게 하는 이유, 제약회사와 어용학자의 의도, 암과 식사 및 방사능의 관계 등을 다양하게 조사해서 정보를 수집한다. 내가 쓴 책《의학불요론》,《내 몸을 살리는 식사, 죽이는 식사》,《원전과 방사능의 진실》등에도 이러한 내용을 언급해 놓았다. 세상에는 내 책이 아니라도 좋은 책이 많이 있을 것이다. 좋은 책을 찾아 정보를 수집해서 왜 암에 걸리게 되었는지, 즉 어떤 물질 때문에 암에 걸리게 되었는지를 이해하는 것이 암 난민에서 벗어나기 위한 첫 걸음이다.

최근 '둘 중 하나가 암환자'라고 할 정도로 많은 사람이 암을 앓고 있다. 그런데 과거 선주민(先住民) 중에는 암환자가 거의 없었으며 2차 대전 이전에는 암이 매우 희귀한 질병에 속했다. 2차 대전 이전에는 평균 수명이 짧았다고 반박할 수도 있겠지만 그 당시 사람들이 장수하지 않았다는 것은 착각이다. 이는 데이터로도 나타낼 수 있지만, 이 책에서는 지면 형편상 생략한다. 꼭 직접 확인해 보기 바란다.

현재 우리가 사는 환경은 온통 오염되어 있다. 수많은 식품첨가물로 대표되는 화학 물질과 유해 금속 여기에 전자파, 방사능, 농약, 유전자 변형(GMO) 식품, 설탕류 등이 바로 그 원인이다. 이들을 내가 만든 '사회독(社會毒)'이라는 용어로 묶어서 말하자면 우리는 항상 '사회독'에 오염되어 있다. 그리고 오염에 찌들어 있는 우리 몸속 찌꺼기가 암세포로 쌓이게 된다. 달리 표현하면 '암이 몸속에 있는 독을 모아 준다'고 할 수 있다. 이것이 내가 생각하는 암의 기본적인 성격으로 뒤에서 자세히 설명한다.

2단계에서는 '사람의 몸이란 무엇인가? 질병의 본질은 무엇인가? 인체의 시스템이란 무엇인가? 증상은 무엇인가? 그리고 마음과 질병은 어떤 관계인가?'에 대해 모색하고 배운다.

한의학에 나오는 심신일여(心身一如, 육체와 정신은 하나)라는 말처럼, 암의 발병은 마음의 문제와 상당한 관련이 있다.

표준 치료로는 고칠 수 없을 정도로 증상이 진행되어 암이 되었다면 그럴수록 마음 깊은 곳에 숨어 있는 트라우마나 왜곡된 감정을 해결하여 왜 암을 앓게 되었는지 알아내는 것이 암을 치유하는 데 큰 관건이 된다. 암 경험자(말기 암에서 살아난 사람)들이 공통적으로 '발상의 전환'이라는 단계를 거쳤음을 알고 나면 치료하기 위해 해야 할 것이 보인다.

3단계에서는 식사요법과 건강보조식품, 온열요법을 포함한 '구체적인 방법론'을 쓴다.

대부분의 사람들이 빠지게 되는 덫이 있다. 치료하기 어려운 환자일수록 어떤 물질 때문에 암에 걸렸는지 이해하는 1단계를 거친 후에는 자신의 마음속 문제를 바라보는 2단계를 대수롭지 않게 지나친 채 3단계에서 해답을 찾으려고 하는 것이다.

그 마음을 모르지는 않는다. 어떤 사람이라도 암 선고를 받으면 충격을 받기 마련이다. 대부분의 환자가 한번쯤 죽음을 생각하게 되고, 나아가 가족과 직장 사람들을 포함한 모든 인간관계를 정리하고 죽음을 준비하기도 한다. 따라서 빨리 치료할 방법을 찾고 싶어서 초조해 하는 마음도 충분히 이해할 수 있다.

하지만 이런 사람들은 대부분 치료에 실패한다. 왜냐하면 초조한 마음에 암이 만들어진 근본적인 원인인 마음의 문제를 회피한 채 눈앞에 보이는 것에만 매달리기 때문이다. 그런데 진행 중인 암을 치료하기 위해서는 '2단계'가 중요하다. 왜냐하면 2단계를 충분히 공부한 사람은 '의사에게 치료를 받는다'는 생각을 '내가 직접 치료한다'는 생각으로 전환하게 되는데, 이러한 생각이 암을 극적으로 회복하는 큰 계기가 되기 때문이다.

나도 3단계인 구체적인 방법을 사용하고 있다. 하지만 이는 환자 본인과 가족들이 2단계를 제대로 이해하고 있어야 시너지 효과를 발휘한다. 문제는 이 2단계는 내가 가르친다고 해서 저절로 환자가 이해할 수 있는 건 아니라는 것이다. 그렇다고 2단계를 이해하기 위해 지식이나 학력이 필요한 것은 아니다.

많은 사람이 암과 마음의 관계에 대해서 언급하고 있다. 이 문제에 대해서는 뒤에서 내 나름의 생각과 일반 환자도 알고 있는 비결, 즉 자기의 속마음을 탐구하는 방법을 자세히 설명한다.

이 책은 암의 정체를 알게 된 사람들이 암을 극적으로 이겨낼 기회를 잡았던 이야기를 들려주면서, 내가 지도하는 식사요법, 온열요법 그리고 메타트론(Metatron)과 보조식품에 대해 알려준다. 또 한의학과 심리학을 융합한 우쓰미식 근본 치료법을 이용해서 몸속에 있는 독을 모아 놓은 암이 알려 주는 환자의 문제점을 부각시켜 준다. 무의식에 잠재되어 있는 문제는 고스란히 환자가 자신을 알 수 있는 단서가 된다. 자신을 앎으로써 문제를 해결할 능력을 얻는 것이 곧 암을 치유하는 결정적인 방법이다.

이 책은 방법론을 포함해서 스스로 실천할 수 있는 내용을 염두에 두고 썼다.

암의 단계가 진행되면 치료법이 없다는 의사의 말을 그대로 따르는 사람이 아니라, 치료법을 스스로 깨닫고 실행하는 사람에게 암이 사라지는 축복의 기회가 주어질 것이다.

제1장

나는 왜 암에 걸렸을까

암에 걸린 원인부터 이해하자

"혹시 암이 아닐까"하고 의심을 품었던 사람도 막상 암이라는 진단을 받으면 순간적으로 머릿속이 하얘질 정도로 충격을 받는다. 회사의 정기검진 결과 갑자기 상상도 하지 못했던 암 선고를 받게 된 사람이라면 그보다 더한 충격이 없을 것이다.

암 선고를 받은 직후에는 전문의에게 암 치료를 받으려고 유명한 의사부터 찾는 경우가 많다. 오늘날 암이 2명 중 1명이 앓고 있는 질병이라고는 하지만, 암이라는 진단을 받으면 먼저 가족의 얼굴이 뇌리를 스치고 일하는 데, 문제가 되지 않을까 하는 불안감을 안게 된다. 직장인들은 자신의 자리에서 물러나거나 시간적으로는 여유롭지만 인기 없는 부서로 가게 될지도 모른다는 생각으로 깊이 고민하게 된다. 조직에 속하지 않는 자영업자나 프리랜서들은 고객에게 일을 받지 못할 수도 있다는 두려움이 생길 것이다.

둘 중 하나가 앓고 있다고는 하지만 암은 지금도 쉽게 받아들일 수 있는 것이 아니라 직장이나 인간관계, 나아가서는 인생에 엄청난 영향을 미치는 병이라고 생각하는 사람이 많다. 그런 이유 때문인지 암 치료에 관한 책이 많이 출판되고 있는 듯하다. 하지만 당장 대체요법에 매달리기보다 먼저 '도대체 암이 뭘까'라는 생각으로 암의 정체를 알아보고 내가 암에 걸린 원인부터 이해해 보자.

많은 사람들은 암이 유전자에 이상이 있어서 생긴다고 생각한다. 그래서 친족 중에 암환자가 있으면 '암 가족력이 있어서 암에 걸릴 확률이 높다'며 한탄한다. 현역 간호사들조차 암이 유전자와 관계된 질병이라고 믿고 있을 정도이니 일반인은 특히 암 문제에 민감할 것이다.

하지만 친족 중에 암환자가 있다고 해서 반드시 암에 걸리지는 않는다는 것을 제대로 알고 있는 사람이 100명 중 몇 명이나 될까. 사실상 암과 유전자는 별로 관계가 없다. 가족 중에서도 암에 걸리는 사람이 있고 걸리지 않는 사람이 있다.

100년 전에는 암에 걸린 사람이 거의 없었다. 또 선주민이나 야생동물은 암에 걸리는 경우가 거의 없다는 사실을 참고하기 바란다. 이 사실을 어떻게 유전자론 가지고 설명할 수 있을까? 그들은 수명이 짧아서 암에 걸리기 전에 죽었을 거라고 생각하는 사람이 있겠지만 그렇지는 않다.

'암세포 무한 증식설'의 오류

많은 사람이 암 치료에 대한 고정관념을 가지게 된 것은 독일의 병리학자 루돌프 피르호(Rudolf Virchow, 1821~1902)의 주술 때문이다. 그는 저서 《세포병리학》에서 '암세포는 한 번 생성되면 한없이 증식을 계속한다'라는 '암세포 무한 증식론'을 주창했다. 150년을 훌쩍 넘어선 세월이 흐른 지금도, 케케묵어서 곰팡이가 필 지경인 루돌프 피르호의 이론이 여전히 살아 있어서 암은 불치병이며 조기에 발견하지 않으면 암세포가 증식하고 죽음에 이른다는 생각이 지배적이다.

이 이론대로라면 항암제와 방사선 치료조차 낭비에 불과하다. 더욱이 3대 치료를 받지 않는데도 암이 자연스럽게 퇴치 또는 축소되는 많은 사람의 경우는 어떻게 설명할 것인가. 암을 근본적으로 치료하기 위해서는 먼저 눈에 보이지도 않는 암세포가 계속 증식한다는 생각부터 버려야 한다.

암 진행을 멈추게 하는 조건

나는 암도 역할이 있어야 증식한다고 생각한다. 역할이 없으면 암은 진행되지 않고 축소될 것이다. 앞에서도 설명했듯이 '암은 몸속에 있는 독을 모아 주는 세포'로써, '사회독'을 담당하는 역할을 하는데, 몸이 정화되면 암의 역할도 없어진다.

이 개념은 지시마 키쿠오 박사가 주장한 지시마 학설에 분명하게 나와 있다. 이것을 참고로 내 생각(가설)을 정리하자면, 몸속이 '독'과 '찌꺼기'로 막혔을 때 한 곳에 격리시켜서 몸 전체를 보호하기 위한 장치가 '암'이다. 지시마 학설을 지지하는 자들은 암이 생명(숙주)을 지키기 위한 쓰레기장이라고 생각하면 암에 대한 감사의 마음이 솟아날 것이라고 말한다. 즉 암은 생명이 살아남기 위한 긴급 피난 장치라고 한다.

　나는 찌꺼기가 암에 모여 있다고 생각한다. 즉 몸속에서 오염된 곳에 암이 있다. 오염의 원인은 금속, 화학 물질, 방사능, 전자파 등 다양한데, 이것들이 몸속에서 돌면서 신진대사가 제대로 이루어지지 않으면 병이 생긴다. 암의 요인 중 하나인 금속과 화학 물질은 최근에 생긴 것으로, 원래 인체는 이에 대응하여 만들어진 것이 아니다. 게다가 인체는 이들이 침입한 사실조차 알아차리지 못한다. 그 결과 배설하지 못한 '사회독'을 긴급 피난시키는 쓰레기통으로 쓰이는 세포가 나타나는데, 이것이 바로 암의 정체다. 따라서 암세포 자체가 이상 분열과 증식을 계속한다는 정설은 잘못된 셈이다. 잘못되었을 뿐만 아니라 환자의 공포심을 부추겨 이익을 추구하는 비즈니스 중심의 학설에 불과하다. 따라서 암에 걸렸다는 사실을 알았을 때 필요 이상의 공포심을 느끼지 않아도 된다.

　'암은 독을 모아 주는 세포'이며 모으는 장소는 거의 한 곳이다. 동시에 복수의 장소에 암이 생기는 다발성 암이 쉽게 발생하지 않는 것은 환자 자신이 모으는 장소를 선택하기 때문이다. 이것이 우쓰미식 근본 치료의 기본 개념이다.

선주민은 왜 암이 걸리지 않을까
~ '사회독'과의 관계

선주민들은 암에 걸리지 않았다. 그러면 어떤 질병이 그들을 죽음에 이르게 한 걸까?

질병으로 인한 사망 원인 중 하나는 급성 질환 특히 부상, 전투로 입은 상처, 익사, 골절 등이다. 이런 질병은 현대 서양의학으로 대부분 치유되고 있다. 현대 서양의학의 몇 안 되는 공헌이다.

또 다른 원인은 인류의 영원한 테마인 감염증이다. 이것도 항생제 개발로 대부분 치유되고 있다. 다만 현대 서양의학에서도 항생제 사용은 큰 문제로 대두되는 실정이다.

선주민이 걸리는 질병은 대체로 이 두 가지다. 그 외에는 '노쇠'로 사망할 뿐이다. 암을 비롯해서 알레르기, 교원병, 아토피, 정신 질환, 유전 질환 등 예전에는 거의 없었던 질병이 현대에 와서 비약적으로 증가하고 있다. 이것은 '현대인이 하고 있는 것들'에 그 원인이 있다.

이는 과학적으로도 어느 정도 증명할 수 있지만 역사적인 관점에서 생각할 필요가 있다. 예를 들어 100년 전 일본에는 암환자가 거의 없었다. 그 당시 일본인 중 암환자는 40명 중 1명에 불과할 정도로 암은 희귀한 질병이었다. 그 시대에는 암 검진도 구급 병원도 없었지만 70대, 80대의 노인들이 암에 걸리는 일이 드물었다. 1945년 후반에 일본의 연간 총 의료비는 약 2조 원이었다. 인플레이션을 고려해도 420조 원이 넘는 지금에 비하면 엄청나게 낮은 수준이며, 집에서 노환으로 죽는 사람이 여전히 많았던 시절이다. 그랬던 것이 지금은 2명 중 1명이 암을 앓고 있다. 게다가 노인뿐만 아니라 50~60대 환자가 늘었고, 최근에 와서는 30~40대 암환자가 많아졌다. 말하자면 '암환자가 증가하는 원인이 고령화 때문'이라고 설명할 수는 없다. 따라서 암에 걸리는 원인을 알게 되면 암의 진행을 막는 것은 물론 암을 예방할 수 있는 방법도 알 수 있다.

암의 물질적인 최대 요인인 '사회독'이란?

'사회독'은 내 책을 읽은 독자와 강연회에 참석했던 사람들에게는 친숙한 말일 것이다. 하지만 처음 듣는 독자들이 있을 테니 그분들이 이해하기 쉽게 설명하자면 '사회독'이란 '본래의 자연계(선주민과 야생 동물의 세계)에는 없었던 인간 사회가 만들어 낸 물질로, 인체에 악영향을 초래하는 물질'을 말한다.

과학과 기술의 진보는 인류에게 다양한 혜택과 편의를 가져다주었다. 그러나 한편으로는 자연계에 존재하지 않는 물질을 만들어 내게 되면서, 접촉할 일이 없었던 물질이 생활 속으로 들어오게 되었다. 그중에는 인체에 유해한 것이 많이 존재한다. 이 유해한 물질을 인간이 받아들이게 되면서 몸에 악영향을 미치게 되는 물질을 총칭하여 나는 '사회독'이라고 한다.

나는 암이 증가하는 가장 큰 원인이 바로 이 '사회독'이라고 생각한다.

"나는 편의점 도시락을 자주 먹지만 여전히 건강하고 병에 걸리지도 않았다"라고 주장하는 사람도 있겠지만 그런 주장은 무지함의 극치라고 할 수밖에 없다.

이런 주장이 왜 무지한가 하면, '사회독'으로 대표되는 물질은 대부분 '즉각적인 영향이 나타나지는 않기 때문'이다. 전문 용어로 말하면 만성 독성이 문제다. 이 만성 독성은 크게 지용성 독성과 수용성 독성으로 분류된다. 독으로 인해 몸 상태가 즉각적으로 나빠지는 사람도 있지만, 대부분의 사람들은 처음에는 몸 상태에 큰 변화를 느끼지 못한다. 하지만 이런 독은 5년 10년 15년 정도의 오랜 시간이 지난 후 그 독성이 나타나므로 만성 독성에 의해 발병이 되었을 때는 치명적이라는 특징이 있다.

이런 독은 오랜 시간에 걸쳐 축적된다는 것이 과학적으로 밝혀졌다. 그러나 현대 과학과 의학에서는 즉각적인 독성만 인정하므로 문제가 심각하다. 게다가 식품을 조합하거나 조리 방법에 따라서도 독성이 변하며, 생체 내에 농축되면서 다음 세대뿐만 아니라 3세대

4세대 후에까지 영향을 미친다. 예를 들면 당신이 여성이며 설탕이나 과자를 엄청나게 좋아하는 식습관을 가졌다면 아이는 물론 손자에게까지 영향을 미쳐 그들의 신체에 장애가 발생할 수 있다.

선주민과 야생 동물은 암이나 난치병, 교원병, 알레르기, 아토피, 정신병, 유전병에는 절대 걸리지 않는다고 해도 과언이 아니다.

암의 진행을 막기 위해서는 먼저 '사회독'의 섭취를 끊어야 한다.

암환자가 즉시 피할 수 있는 '사회독'이란?

그런데 여기서 큰 문제가 되는 것은 '사회독'이라는 이름에서 짐작할 수 있듯이 인체에 악영향을 주는 독을 피할 수 있다면 좋겠지만, 완전히 피하기는 어렵다는 사실이다. 모든 '사회독'을 피하기는 어렵다는 것은 나도 충분히 이해한다. 왜냐하면 '사회독'은 현대의 사회 구조 자체에 깊숙이 침투해 있기 때문에 개인이 노력한다고 해서 쉽게 피할 수 있는 것이 아니다. 하지만 피할 수 있는 것은 가능한 한 피하도록 노력해야 한다. '사회독'이 무엇인지 제대로 인식하고 그것을 최대한 피하도록 노력하면 사회 구조도 달라질 가능성이 있기 때문이다.

개인이 '사회독'을 대하는 방식을 개선하면, '사회독'을 만들어 눈앞의 이익과 욕망을 채우는 데만 급급한 이 사회를 변화시킬 수도 있다.

그러면 먼저 병원에서는 가르쳐 주지 않지만, 암의 생성과 증식의 원인 중에서 비교적 큰 '사회독'을 예로 들어 보자. 암환자들은 특히 '사회독'을 피하는 것이 좋다.

: 설탕은 무조건 끊기

식품으로 되도록이면 섭취하지 말아야 할 것 중 첫 번째가 '백색식품'이다. 쌀밥(백미), 밀가루(빵) 그리고 무엇보다 절대 섭취하지 않아야 할 것이 백설탕이다.

원래 인간의 몸은 설탕을 직접 흡수하지 못하기 때문에 효소 작용을 거쳐 단당류로 분해한 후 흡수한다. 이때 과잉 섭취로 인해 사용하고 남은 당이 효소의 작용 없이 단백질 또는 지질과 결합해서 세포에 끈적끈적하게 들러붙어 세포를 손상시키고 기능을 저해하는데 이것을 '당화'라고 한다.

당화는 활성 산소를 발생시켜 과산화를 유도하고 몸속에 AGE(당화 최종 생성물)를 생성하여 암을 비롯한 다양한 질병을 유발한다. 암의 먹이가 당분이라는 것을 들어본 독자도 있을 것이다.

당화가 일어나면 우리의 몸은 제 기능을 하지 못하는 조악품이 되고, 결국 암으로 이어진다. 몸의 세포를 손상시키는 흰 설탕은 미네랄조차도 전혀 들어 있지 않다고 해서 건강을 해치는 악당으로 취급되는데, 삼온당(dark brown sugar), 사탕무(sugar beet), 흑설탕도 위험하기는 마찬가지다. 질병을 예방하려면 설탕부터 끊어야 한다고 해도 과언이 아니다.

: 인공 감미료 끊기

인공 감미료도 설탕과 마찬가지로 위험한 식품이다.

가장 위험한 인공 감미료는 1965년에 개발된 아스파르테임(aspartame)으로 뇌종양 등의 암을 일으키고 지능 저하, 간질, 정신병 등 다양한 질병의 원인이 될 가능성이 있다.

아스파르테임의 주요 구성 성분인 페닐알라닌(phenylalanine)과 아스파라긴산은 자연의 식물 중에도 존재하는 아미노산이다. 이 두 가지 성분 모두 단독으로 섭취할 경우 뇌세포(뉴런)를 심하게 흥분시켜 죽음에 이르게 하는 흥분성 독을 가지고 있다는 사실이 판명되었다.

아스파르테임의 위험성이 강조되는 가운데 설탕보다 단맛이 6백 배나 강한 수크랄로스(Sucralose)가 1976년에 개발되었다. 이 감미료는 청산가리보다 1만 배나 강한 독성을 지니고 있다. 다이옥신의 친척뻘쯤 되는 이것은 농약을 연구하던 중에 나왔다고도 하며, 과자와 껌, 청량음료에 함유되어 있다.

아스파르테임이든 수크랄로스든 모든 인공 감미료를 끊기 위해

서는 이런 것들이 함유된 과자류와 다이어트 음료라고 외치는 청량
음료를 마시지 않아야 한다.

: 농약투성이의 채소 끊기

'채소는 국산이 좋다'고 생각하고 국산을 먹는 사람이 많겠지만
안전하다고 여기는 국산 채소야말로 사실은 세계에서 가장 위험할
지도 모른다. 이런 말을 하면 대부분의 사람들이 "믿을 수 없다"는
반응을 보일 것이다. 그런데 안타깝게도 국산 채소가 세계에서 가
장 위험하다는 증거가 있다. 일본의 농약 사용이 세계 제1, 2위를 다
투기 때문이다.

제초제 라운드업(Roundup)은 강력한 발암성 물질이 검출되었다
는 지적을 받았다. 유기인계 농약은 신경과 호흡기계에 질병을 초
래하고, 네오니코티노이드(neonicotinoid)계 농약은 특히 독성이 강
해서 벌레의 뇌를 자극하여 계속 흥분시켜서 죽인다. 말하자면 벌
레를 미쳐서 죽게 할 정도로 강력하다는 뜻이다. 뇌의 중추부에 작
용하기 때문에 사용을 금지하고 있는 나라도 있지만 일본에서는 방
임 상태다.

벌레가 없고 크고 예쁜 채소가 "맛있어 보인다"라며 좋아할지도
모르지만 사실 외형이 보기 좋다는 장점은 달리 말하면 '유해 물질
을 잔뜩 묻히는' 농법에 따라 만들어졌다는 뜻이기도 하다.

반면에 흙이 붙어 있는 무농약 채소는 '모양은 나쁘지만 몸에는 좋다'고 할 수 있다.

채소는 농약뿐만 아니라 화학 비료의 문제점도 무시할 수 없다. 짧은 시간에 채소를 예쁘고 큼직하게 키우기 위해 '사용하는 비료가 화학 합성된 것이라면' 채소에 '독'을 열심히 뿌리고 있는 셈이다. 전문 용어로 말하면 화학 비료는 암을 유발할 가능성이 있는 질산성 질소를 발생시킨다는 문제가 있다.

게다가 농약이나 화학 비료는 채소가 성장하는 과정에서 수차례에 걸쳐 살포되므로 채소의 구석구석까지 독이 엄청나게 숨어 있다. 독성분은 찬물이든 따뜻한 물이든 씻기만 해서는 제대로 떨어지지 않는다. 따라서 믿을 만한 가게에서 농약이나 화학 비료에 찌들어 있지 않은 채소를 선택해야 한다.

하지만 신뢰할 수 있는 가게를 찾기가 힘들고, 게다가 무농약 채소는 너무 비싸서 망설이지 않고 집어 들기가 힘들다. 그럴 경우에는 무조건 무농약 채소를 구입할 것이 아니라 시판되고 있는 농약 제거제를 요령 있게 사용하는 것이 좋다.

예를 들어 내가 운영하는 쇼핑몰 '우쓰미의 셀렉트숍'에서도 취급하는 '가리비 세제'라는 상품은 가리비 껍데기로 만들어진 가루 제품으로, 화학적으로는 수산화칼슘 제제다. 물에 가루를 조금 넣어서 녹인 다음 채소를 30분 정도 담가 두면 농약(석유계 약제)과 여러 가지 기름(석유계 제제)이 떠오른다. 그 외에 식물의 기름기와 찌꺼기가 살짝 뜨는 것도 볼 수 있다. 우리 쇼핑몰에서 구입할 필요는 없고, 단지 어떤 제품을 선택하는 것이 좋은지 알려 달라고 요청하는 경우가 많아서 참고로 소개하는 것이다. 이런 것들도 사실은 사소한 수단일 뿐이다.

: 식품 첨가물 최대한 끊기

일본은 식품 첨가물 허가 품목이 1천 500종으로 세계 최고다. 그런데 이는 결코 자랑할 일이 아니라 오히려 부끄러워해야 할 일이다. 일본은 첨가물 중 화학 합성품 품목도 400종 이상으로 단연 톱이다. 미국에서는 약 140종만 허가하고 있으며, 유럽에서는 더욱 엄격해서 수십 종에 불과하고, 불과 20종만 허가하는 나라도 있다.

식품 첨가물은 암을 유발할 뿐만 아니라 알레르기와 면역 질환 등 각종 질병의 온상이 되고 있다는 지적을 받는다. 서양에서는 위험성이 적은 식품 첨가물을 중심으로 허용하는데, 일본에서는 독이 너무 강력해서 서양에서 사용 금지된 것까지 아무렇지도 않게 사용하는 실정이다. 서양에서 거의 금지된 첨가물을 만약 모르는 상태에서 먹었다면 우리는 하루에 약 80종의 첨가물을 섭취하고 있는 셈이라고 한다. 실제로 많은 사람들이 슈퍼마켓이나 편의점에서 첨가물이 많이 들어 있는 도시락 등의 가공식품을 먹고 있는 것이 현실이다.

이들 대부분이 석유 정제 물질로써, 전문 용어로는 지용성 물질이라고 한다. 착색료가 모두 발암성이 높고 알레르기를 유발하기쉽다는 것은 이미 동물 실험에서 밝혀졌다. 일본의 식품 첨가물의사용 실태는 해외 여러 나라와 비교해 봐도 특히 심하다는 것이 현실이다. 비참하다고 할 수밖에 없다. 게다가 식품 첨가물은 표시 의무 이하의 분량을 사용할 경우 표시하지 않아도 된다. 또 첨가물 표시에서 많이 볼 수 있는 '아미노산 등'에서 이 '등'이란 말에 무엇이포함되어 있는지도 알 수 없다.

가공식품에는 대체로 식품 첨가물이 들어 있기 때문에 오늘날에는 전혀 들어 있지 않은 식품을 찾기가 어려울 지경이다. 하지만'원재료 목록이 짧은 식품'과 가급적 형태를 떠올릴 수 있는 원재료만 사용한 식품을 선택하면 식품 첨가물 섭취를 최소한으로 억제할수 있다. 편의점 도시락, 정크 푸드, 도시락, 시판 소시지 등은 논외로 한다. 첨가물을 줄이는 가장 간단한 방법은 직접 만드는 것이다.

: 암뿐만 아니라 모든 질병을 유발하는 '우유'

우유는 일본인에게 가장 맞지 않은 식품이며 건강을 해치고 질병을 유발하는 요인이 된다.

많은 사람들은 '상식'처럼 우유가 뼈를 강하게 하는 식품이라고알고 있다. 하지만 이는 착각이다. 유감스럽게도 우유를 마시면 마실수록 뼈가 약해진다.

우유에는 칼슘이 어느 정도 들어 있기는 하지만 영양학적으로는 인(燐)이 많고 마그네슘이 적어 뼈를 약하게 만들기 때문에 우유를 마실수록 골다공증이 악화된다. 그 이유는 인에는 칼슘과 결합하는 성질이 있는데, 우유의 칼슘이 인과 결합하고 있어 몸속에서 흡수되지 않는다. 뿐만 아니라 체내에 있는 칼슘이 우유의 인과 결합해서 인산칼슘으로 배출되어 버린다. 즉 우유를 섭취하면 뼛속에 있는 칼슘까지 녹아버리므로 뼈가 약해지는 것이다.

이와 같이 우유를 마시면 마실수록 뼈가 약해지는 현상을 전문용어로 칼슘 패러독스라고 한다.

우유의 해는 이것만이 아니다. 일본인은 유당 불내증 인구가 75%를 넘어서 체질상 우유가 가장 맞지 않는 민족이다. 그 이유는 유제품을 섭취했던 역사가 없었기 때문이라고 추측된다. 우유는 골다공증뿐만 아니라 알레르기 등의 질병과 난치병 및 교원병 등 다양한 질병을 일으킨다.

암에 관해서만 말하면 암 예방 권위자인 사무엘 엡스타인(Samuel Epstein) 박사는 우유를 먹으면 결장암, 전립선암, 유방암 등의 위험성이 증가한다는 연구 결과를 발표했다. 또 영국왕립의학협회 종신회원이며 세계적인 지구과학자인 제인 플랜트(Jane Plant)는 유방암을 직접 경험하고 그녀의 저서 《여자가 우유를 끊어야 하는 이유》에서 자신의 경험과 우유의 위험성을 강조했는데, 이 책은 전 세계적으로 400만 부나 판매되었다.

더 큰 문제가 되는 것은 우유의 '원료'다. 우유를 만들어 주는 젖소에게 호르몬제와 항생물질, 유전자 변형 사료를 실컷 먹였다면 그런 우유를 마시는 우리도 그 '독'을 함께 먹는 셈이다. 그런데 일본에서 대량 생산되고 있는 우유는 이런 '독'을 먹인 소에서 생산되는 우유가 대부분이다. 특히 전통적으로 우유를 마시는 습관이 없었던 일본인에게는 우유가 암을 유발할 가능성이 매우 높은 식품에 속한다. 만약 당신이 유제품을 좋아한다면 축산 방법을 까다롭게 해서 만든 것을 고르되, 우유가 아니라 발효 유제품을 섭취하는 것이 좋다.

: 담배의 폐해

담배의 폐해에 대해 살펴보기 전에 먼저 의학계와 담배 산업은 예전부터 사이가 나쁘지 않았다는 것을 알아 두기 바란다.

암 예방의 권위자 사무엘 엡스타인 박사는 저서 《암의 이권》에서 다음과 같이 말했다.

"미국 암협회의 간부 임원들이 일정한 담배의 위해로부터 암을 예방하는 데 무관심했던 것은 아니다. 그런데 담배의 위해를 막기 위해 필요한 규제를 제정하는 데 협회가 적의를 드러내지는 않았지

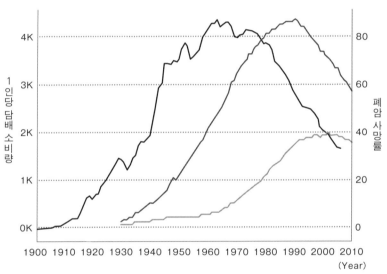

미국에서 흡연과 폐암 사망률의 동향

■ 1인당 담배 소비량　■ 남성의 폐암 사망률　■ 여성의 폐암 사망률

출처 : 미국 전국보건통계센터
　　　미국 질병예방관리센터
　　　미국 농무부

만 적어도 무관심했다."

이는 담배가 규제를 받으면 암 사업이 쇠퇴한다는 것을 시사한다. 암환자가 있어야 의학계에 돈벌이가 되기 때문에 표면상으로는 담배의 폐해를 호소하면서 실제로는 별로 규제하고 싶지 않았던 것이다. 어디에나 있는 구조다.

원래 흡연은 폐암 사망을 일으키는 주요 원인이 되었고 또 후두암, 구강암, 인두암, 식도암, 방광암의 원인이 된다는 것은 이미 많은 논문에서 밝혀졌다. 간접흡연도 폐암 사망의 상당한 원인으로 작용한다는 논문이 나왔다. 일본 금연학회의 홈페이지를 참조하면 도움이 될 것이다. 담배 연기에는 암을 일으키는 것으로 알려진 60종 이상의 물질을 포함한 수백 종의 유해 물질이 들어 있다.

담배가 별로 위험하지 않다는 연구도 있다. 문제는 현대 담배와 고대 담배의 차이이며, 현대 담배에 들어 있는 설탕, 다량의 첨가물과 방사능 성분을 고려해야 한다. 유스터스 멀린스(Eustace Mullins)는 그의 저서《주사를 통한 살해》에서 영국에서는 17%, 미국에서는 10%의 설탕이 담배에 들어 있다고 했다.

많은 '사회독'들은 만성 독성을 나타내는데, 이는 담배 분진과 그 속에 있는 '사회독'이 가까운 관계라는 것을 말한다. 따라서 상관관계는 20년 정도의 주기로 비교해 봐야 한다. 앞 도표는 1인당 담배 소비량과 폐암 사망률의 관계를 나타내는 그래프다. 둘의 관계는 비례한다는 것을 알 수 있다. 내 생각으로는 천연 재료로 만든 담배라고 해도 환자의 경우 담배를 끊는 편이 좋다. 참기 어려우면 담배 대신 오래된 천연 담뱃잎으로 바꿔서 간접흡연을 확실하게 하면 된다. 그러나 암환자들은 현대의 담배뿐만 아니라 천연 담배도 완전히 끊는 편이 좋다.

: 트랜스 지방산을 끊고 좋은 기름을 섭취

탄수화물, 단백질, 지질은 인간이 살아가는 데, 필요한 3대 영양소다. 그중 지질(기름)은 쉽게 살이 찐다는 이유로 악당 취급을 받고 있지만 사실은 인체에 매우 중요한 영양소다. 열 발산을 막아서 체온을 유지하고, 햇빛을 이용해서 암 치료에 효과적인 비타민 D를 합성하며, 지용성 비타민 A·D·E·K 등의 흡수를 돕고, 호르몬의 원료가 되는 등의 효용이 있기 때문이다.

최근에는 건강을 위해 '기름을 마시자'는 캐치프레이즈 하에 오메가3이 많은 아마인유, 들기름, 생선기름 등이 '식용기름'으로 많이 이용되고 있다. 알레르기 억제, 염증 억제, 혈전 억제, 여기에 암 예방이라는 멋진 역할까지 하므로 기름을 적극적으로 섭취할 필요가 있다. 다만 오메가6은 비율이 중요하다.

한편 가장 섭취하지 말아야 할 기름이 트랜스 지방산이다. 보존하기 쉬운 마가린, 쇼트닝 등에 주로 들어 있다. 또 대량 생산이 쉬운 불포화 지방산(홍화, 옥수수 등의 식물성 지방) 기름도 공업적으로 제조되기 때문에 상당히 위험한 것으로 알려져 있다.

식물성 기름이 건강에 좋다는 말은 새빨간 거짓말이며, 오히려 이런 기름을 섭취하면 동맥경화와 심장 질환에 걸릴 위험성이 높아진다. 그 외 당뇨병, 뇌질환, 치매 등 온갖 질병과 관련되어 있으며, 식물성 기름을 고온으로 가열하면 발암 물질이 생성되므로 문제가 된다.

따라서 많은 나라에서 트랜스 지방산 사용을 금지하거나 사용량을 제한하고 있고, 트랜스 지방산 사용량을 명시하는 것을 의무화하는 등 대응책을 마련하였다. 뉴욕시에서는 전면 금지하였고, 유럽에서도 엄격한 규제를 두고 있는 나라들이 많다. 또 아시아에서도 많은 나라가 트랜스 지방산의 함량 표시를 의무화하고 있는데, 선진국 중 유일하게 방치 상태로 있는 나라가 일본이다.

국민 개개인이 스스로 관리하는 수밖에 없다. 트랜스 지방산과 값싼 식물성 기름을 끊고 몸에 좋은 양질의 지질을 음미하고 섭취할 필요가 있다.

: 불소를 끊는다

불소가 충치를 예방한다고 하여 치약에 사용되고 있는데, 이것이 얼마나 맹독성 물질인지 현대인들은 잊어버린 것 같다. 특히 일본인은 불소에 대한 문제의식이 부족한데 비해, 미국에서는 불소의 위험성에 대한 인식이 높다. 왜냐하면 미국에서는 수돗물에 불소가 첨가되면서 일찍부터 그 위험성이 논의되어 왔기 때문이다.

불소의 과잉 섭취는 골연화증, 지질대사 장애, 신경 장애 등의 심각한 장애를 유발시킨다. 또 고농도가 아니라 저농도로 사용할 경우에도 불소 화합물 용액이 흑색종(黑色腫)의 발생을 12%에서 100%로 크게 증가시켰다는 연구도 있다. 원래 불소는 맹신경독이므로 축산가에서 감당하기 어려운 소들을 진정시키는 데 사용되어 왔다.

불소의 독성에 대해 역사적으로 유명한 것으로는 나치가 강제 수용소에서 죄수들을 얌전하게 만들어서 통제하기 위해 사용하였으며, 그 뒤 소련이 물려받아 강제 수용소 죄수들에게 사용한 사례가 있다. 불소의 독성에 관한 증언은 많지만, 그중 유명한 것이 포사이스(Forsyth) 치의학연구소 연구자인 필리스 멀레닉스(Phyllis Mullenix) 박사의 증언이다. 대뇌와 신경독을 연구하는 박사는 그녀가 수행한 실험에서 안전하다고 여겨지는 최소한의 불소를 투여하기만 해도 여러 가지 신경 장애를 일으킨다는 데이터가 확인되었다고 말했다.

'불소치약을 사용하면 암에 걸린다'라는 기사가 미국의 〈미드나이트(Midnight)〉 1967년 3월호에 실렸다. 미국에서 암으로 인한 사망자 156명을 해부해서 조사한 결과 121명의 골수 속에 불소가 축적된 것으로 나타났다. 나는 무방비로 노출되는 불소치약이나 불소수지의 테플론 가공 프라이팬을 사용함에 따른 불소 섭취가 암 발병률을 증가시키는 요인 중 하나라고 생각한다.

: 발암의 위험성을 증가시키는 물을 피하는 방법

수돗물에 들어 있는 발암 물질 중에는 트리할로메탄이 유명한데, 다른 유기물질에 비해 허용량이 큰 편이다. 나라별로 수질 기준이 더 엄격한 경우도 있다.

트리할로메탄(trihalomethane)보다 발암 위험성이 큰 것이 비소일지도 모르겠다. 그러나 비소도 수질 기준에 따라 엄격히 규제되기 때문에 수돗물이 위험하다는 것은 선입견일 수도 있다.

예를 들면 미네랄워터의 비소 함유량 기준은 수돗물에 비해 5배로 규제가 느슨하다. 미네랄워터는 수돗물보다 기준이 느슨할 뿐만 아니라 발암성 물질이 함유되어 있는 것도 있다.

요코하마 시에서 조사한 바에 따르면, 국내에서 판매되고 있는 미네랄워터 일부에서 포름알데히드와 아세트알데히드(모두 발암성 물질)가 수돗물의 80배 농도로 검출되었다는 기사도 있다. (〈마이니치신문〉, 2003년 4월 20일) 또 일부 미네랄워터에서 취학 전 아동의 성장에 영향을 주는 질산성 질소가 검출되었다. 수돗물은 염소 문제뿐만 아니라 인체에 유해한 미네랄(알루미늄과 납 등)이 포함되어 있어서 잘 살펴보고 마실 필요가 있다.

그렇게 따지면 마실 수 있는 물이 없지 않느냐는 말을 자주 듣는데, 일반적으로는 정수기를 쓰면 된다. 다른 나라에서 판매되는 것에 비해 일본의 미네랄워터에는 질산성 질소가 많이 함유되어 있다고 한다. 이것은 일본의 토양이 오염되었다는 사실을 나타낸다. 방사능을 제거하기 위해 일반적으로 역삼투막 방식 정수기를 사용하는데, 이 경우 모든 미네랄이 제거되는 문제가 발생한다.

나는 정수기를 사용하고 워터서버도 사용한다. 물을 조심해야 하지만 그렇다고 해서 너무 구애받지 않으려고 한다. 왜냐하면 독을 피할 수도 없고 정수기 등을 이용해서 어느 정도 정화하면 물은 그다지 위험하지 않다고 생각하기 때문이다. 가장 피해야 할 음료수는 주스다. 설탕이나 인공 감미료가 잔뜩 들어 있는 주스, 진저에일(청량음료의 하나) 등에도 알고 보면 설탕이 엄청나게 들어 있다.

: 해독이 가능한 '사회독'

지금까지 암을 유발하는 '사회독'에 대해 간략하게 설명했다. 현대 사회를 살아가는 우리를 둘러싼 모든 것들에 '사회독'이 존재한다. 깊은 한숨이 나오는 이야기들뿐이다.

'사회독'을 완전히 피하기는 어렵겠지만, 의식적으로 '사회독'을 몸에서 배출하는 '해독(디톡스)'을 하는 것은 가능하다. 해독에 관해서는 다음 장에서 설명하기로 한다.

원전 사고를 계기로 더 위험해진 암

'사회독'과 암의 물리적 원인으로 또 한 가지 알아 두어야 할 방사능 문제에 대해 알아보자.

방사능에 대해서는 안전론과 위험론으로 나눠지는데, 방사능은 지극히 위험한 것임에 틀림없다. 우리 클리닉에서는 소변에서 검출되는 세슘(cesium)으로 내부 피폭선량을 측정하고 있으며 정확도는 대기업 연구소보다 뛰어나다.

측정치를 자세히 보면 오염의 확산 정도를 느낄 수 있는데, 방사능에 대해 일반인이 얼마나 대응하고 있는지 여부에 따라 개인 피폭량에 큰 차이가 있다는 것을 알 수 있다.

원전은 완전히 수습된 것이 아니다. 그런데도 원전행정과 원전사업은 순조롭게 추진되고 있는 것이 현실이며, 그 이유가 일본의 경제 때문이라고 정부는 큰소리치고 있다. 차세대에 독을 넘겨주는 무책임한 정부와 그 관계자의 '폐쇄정책'에 따라 일본은 전 세계에서 비난을 받고 있는 것이 현실이다.

방사능이 암을 유발한다는 사실에 대해 살펴보자.

방사능과 관련하여 유명한 미국 과학자 어니스트 스턴글래스(Ernest Sternglass) 박사는 2006년에 일본을 방문했을 때 2차 대전 후 일본 해안가의 약 20%의 면적에 인구가 밀집되어 있으며 원전도 인근에 배치되어 있다는 것을 확인했는데, 이것이 2차 대전 후 50년 만에 암환자가 계속 증가하는 이유와 관계있다고 지적했다.

그로부터 5년이 지난 2011년, 동일본 대지진으로 원전 사고가 터진 후쿠시마를 중심으로 갑상선 암과 심장병으로 인한 사망자가 증가하고 있다.

방사능 물질에 의한 질병은 갑상선암이 대표적인데, 빨리 나타나는 것이 아니라 몇 년이 지나면서 서서히 드러나기 시작한다. 체르노빌에서는 5년 정도 지난 후 방사능 피폭 환자가 엄청나게 늘었다. 인구 밀도가 높은 일본에서도 마찬가지로 그런 징후가 있어 앞으로 그 숫자는 더욱 늘어날 것으로 짐작된다. 국회에서는 야마모토 다로 의원이 이 사실을 지적하기도 했다. 하지만 방사능과의 인과 관계를 입증하는 것이 어렵다는 사실을 다행으로 여기며 정부는 방사능이 끼치는 영향을 계속 은폐하고 있다.

더욱이 나이가 든 어른에 비해 어린이는 방사능의 위험이 10배에서 20배 정도 높다.

다양한 방사능 물질이 확산되고 있다

방사능 물질은 세슘과 요오드(Jod)뿐만 아니라 퀴륨(curium), 플루토늄, 텔루르(Tellur), 스트론튬(Strontium,) 크세논(Xenon), 트리튬(tritium) 등을 비롯해 많은 종류가 존재한다. 이들은 이미 동일본 대지진에 따른 후쿠시마 원전 사고 이후 일본을 오염시키고 있다.

2011년 6월 27일자 〈아에라(AERA)〉에 따르면, 가장 위험한 방사능 물질로 취급되는 것이 퀴륨이다. 퀴리 부인의 이름에서 따온 퀴륨은 붕괴하면 플루토늄 238이 된다. 이것은 플루토늄보다 위험한 물질로, 플루토늄만 하더라도 폭발하면 4종을 합해서 1조 Bq(베크렐)(방사능 강도 단위-역주) 이상 누출된다고 한다.

플루토늄도 아주 위험한 방사능 물질이다. 플루토늄이 체내에 들어오면 내부 피폭이 영구적으로 일어난다는 점이 문제다. 또 플루토늄뿐만 아니라 요오드, 스트론튬, 세슘, 트리튬을 비롯한 각종 방사능 물질에 노출되면 갑상선암, 유방암, 혈액암, 방광암 등의 질환이 유발될 가능성이 높다는 지적이 있다. 암 이외에도 뇌 위축, 유전성 질환, 심장 질환을 증가시키는 것이 벨라루스(Belarus, 체르노빌 원전 사고에서 가장 큰 피해를 입은 나라-역주)의 대규모 연구에서 밝혀졌다. 일본은 방사능 물질에 더 많은 주의를 기울여야 하고, 정부의 비인도적인 방식에 철저하게 맞서야 한다.

저선량 피폭으로 백혈병도 증가

체르노빌 근로자 11만 명을 대상으로 한 조사에서도 저선량(低線量) 피폭으로 백혈병이 증가한다는 사실이 주간지에도 보도되었다.

미국 국립 암연구소와 미국 캘리포니아대학교 샌프란시스코캠퍼스의 연구팀은 미국 전문지에 근로자 약 11만 명을 20년간 추적 조사한 결과, 혈액암의 일종인 백혈병의 발병 위험이 높아진 것을 확인했다고 발표했다. 감염자의 대부분은 만성 림프성 백혈병이며, 급성 백혈병 환자는 적다고 보고(137명에게 백혈병이 발병, 그중 79명이 만성 림프성 백혈병)되어 있다.

의료적인 관점에서 말하면 저선량이라고 해서 안전하다는 보장은 없다. CT, 위 조영검사(upper gastrointestinal series), 유방 촬영술은 물론 가슴 뢴트겐을 찍기만 해도 암의 위험성이 증가(체코 보고서)하기 때문에 현재의 상황과 향후 전망은 매우 위험하다고 할 수 있다. 또 식품 내 방사선 기준치가 체르노빌과 비교가 안 될 정도로 높은 상태로 판매되고 있다.

방사능 오염에 대한 방어

또 방사능 오염은 토양, 물, 식재료 등의 오염으로 끝나는 것이 아니라 대기 중에 포함되어 있는 방사능 물질을 호흡함에 따라 고방사능입자(hot particle, 방사능 물질이 붙어 있는 미립자)를 흡입하는 것이 문제가 된다. 고방사능입자의 문제는 2014년에 나온 일본 만화 〈맛의 달인〉에서 방사능에 대해 폭로함으로써 알게 된 독자도 있겠지만 실제로는 모르는 사람이 대부분이다.

우리는 방사능을 방어해야 한다.

최대한 방사능 물질에 오염되지 않은 것을 먹고 마시면서, 방사능에 오염되지 않은 농작물을 만들고, 오염된 식재료를 유통시키지 않으며, 나가사키 원폭 투하 때도 실행했던 '현미밥, 깨소금, 된장국' 먹기를 실천하고 설탕 섭취를 피해야 한다. (뒤에 설명하겠지만 현미 섭취는 주의해야 한다.) 또 측정치를 보면 고농도 오염 지역과 어린이의 경우 이 정도 수준으로는 부족한 경우가 있다. 즉 해독 식사에 신경을 써도 내부 피폭이 발생하는 경우가 간혹 나타난다.

단식은 방사능 물질을 해독하는 효과가 있으며, 사우나와 효소 목욕 등 땀을 흘리고 미네랄을 섭취하는 방법도 해독 효과를 발휘한다.

환자 리포트_❶

식사요법과 방사선 해독으로
급성 림프성 백혈병을 극복
M·K 씨(77세, 도쿄)

2016년 5월, 인근 단골의사에게 정기적인 채혈을 한 결과 백혈구 수치가 3만 3천으로 급성 백혈병이라는 진단을 받았다.

"큰 병원에 가서 검사를 해 보라"는 의사의 권유에 따라 병원을 소개받아 T의료센터 혈액내과에 입원했다.

뢴트겐과 심전도검사 결과 치료는 항암제로만 가능하다고 해서 그렇게 할 생각이었다. 그런데 동생이 백혈병으로 사망하자 항암제에 거부감이 들었고, 게다가 딸이 항암제 치료에 대해 크게 반대했다.

우쓰미 선생의 열렬한 팬인 딸은 책을 읽고 강연회에 참여하는 등 선생의 생각을 지지하고 있었으므로, "엄마, 어쨌든 항암제는 쓰지 마세요"라며 강하게 반대했다. 병원에서는 가족 모두가 찬성하면 항암제를 쓰자는 입장이었으므로 항암제 치료를 받지 않겠다고 해서 퇴원하게 되었다. 이후 딸이 우쓰미 선생에게 세컨드 오피니언을 신청했다. 선생에게 진료를 받는 날까지 약 2주일을 기다리는 동안 딸이 권한 현미 채식을 먹었다.

6월 21일에 우쓰미 선생의 클리닉을 방문했더니 선생으로부터 "백혈병은 병이 아니니까 책을 읽어 보세요"라는 말을 듣고《의학불요론》과《양약을 끊어라》,《방사능과 원전》등 선생의 저서를 구입해서 탐독했다.

백혈구 수치는 6월 13일에 5만, 20일에는 6만, 27일에는 6만 5천으로 계속 늘어났다. 이는 정상치의 10배가 넘는 수치다.

6월 29일부터 7월 1일까지 2박 3일 동안 이즈 고원에서 실시

한 질병 합숙에 참가했다. 《양약을 끊어라》를 읽고 나서 감기 약을 비롯해 백내장과 방광염 약도 끊었다. 약을 끊어도 방광염 증상은 별로 없었고 복용하지 않아도 괜찮다고 편안하게 생각하게 되어서 기뻤다.

질병 합숙을 하면서 메타트론을 사용해 보니 나에게는 당질 제한 식사가 적합하다는 것을 알게 되었다. 즉 현미 채식은 맞지 않았던 것이다. 또 선생의 "초진을 할 때도 식사와 방사선의 영향이 강할 거라고 생각했는데 역시 추측한 대로였다"라는 말을 듣고 조금 놀랐다. 식사 문제라면 몰라도 방사선은 무슨 말인지….

우리 집은 후쿠시마에서 20 km 떨어진 곳에 있어서 피폭 걱정이 없는 안전한 지역이라고 생각했기 때문에 지금까지 후쿠시마를 10회 이상 방문했다.

합숙을 통해 선생에게서 배운 것은 약을 모두 끊고 나에게 맞는 식사요법을 할 것 그리고 정보를 수집해서 공부하는 것이다. 방사능 해독도 할 겸해서 주 1회, 지금도 암반욕을 하고 있는데, 다행히 집 근처에서 적당한 곳을 발견했다.

몸 상태가 좋아져서 병원에서 다시 채혈을 했더니, 백혈구가 1만 5천까지 떨어져서 우쓰미 선생이 가르쳐 준 방법을 계속 하게 되었다. 그랬더니 2017년 초에 발병해서 4개월 만에 백혈구가 정상 범위인 4천 4백까지 떨어지면서 몸 상태도 문제가 없었고 빈혈도 개선되었으며 혈소판 이상도 나타나지 않았다. 방사능 대책도 효과가 있었다고 생각한다.

만약 우쓰미 선생을 만나지 못했다면 지금쯤 항암제 부작용으로 고통을 받으며 괴로워하고 있을 뿐 아무것도 개선되지 않았을 것이다. 나는 지금도 우쓰미 선생의 강연에 참여하며 공부하고 있다. 배움이란 항상 중요하다. 내 병도 배움을 통해 나았다고 생각한다.

제2장

암,
3대 치료법의 거짓말

암이 아닌 다른 원인으로 사망하는 암환자

사망 원인 1위는 암이다. 후생노동성 발표에 따르면 연간 약 35만 명에서 40만 명이 암으로 사망한다고 한다. 그런데 이 숫자는 정확하다고는 할 수 없다.

의료 저널리스트 후나세 슌스케 씨는 암환자의 약 80%가 암 이외의 원인으로 사망하고 있다고 말한다. 그들은 암이 아니라 병원에서 암을 고치기 위해 실시한 각종 치료가 원인이 되어 생긴 병, 즉 의원병으로 사망하는 경우가 상당히 많다고 지적했다. 이는 오랫동안 현장을 지켜본 나로서는 충분히 이해할 수 있는 지적이다.

의원병의 대부분은 감염증으로 폐렴, 병원 내 감염, 인플루엔자, 칸디다균 감염증 같은 것들이다. 그러면 왜 대부분의 암환자가 감염증으로 목숨을 잃는 걸까. 그 이유는 그들의 면역력이 거의 바닥난 상태이기 때문이다. 면역력을 잃게 되는 원인은 암환자에게 대량 투여된 항암제, 방사선에 대량 노출, 불필요한 수술로 인한 쇠약 등으로 인한 부작용 때문이다.

검사를 해서 암이 발견되면 항암제, 방사선, 수술로 암을 악성화, 광폭화시키는 것이 암 치료의 실태인데 사실은 암이 아닌 경우도 많다.

재발이 무서운 3대 치료법

의료보험이 적용되는 '표준 암 치료'는 다음의 3대 치료법이다.

- 외과수술 치료
- 방사선 치료
- 항암제(약물) 치료

나는 이 3가지 서양의학적인 암 치료법에 대해 거의 부정하는 입장이다.

암이라는 것은 우리 몸에 항상 존재하고 있는 것이다. 암세포는 본래 보편적인 세포인데 현대 서양의학은 암의 정의를 애매하게 해두었다. 암은 어쨌든 없애버려야 할 것, 털어내야 할 것이라는 생각에서 이 3가지 치료법이 당연한 듯이 되어 버렸다.

'암은 독을 모아 주는 세포'라고 생각하는 내 입장에서 보면 암은 털어내야 할 것이라는 관점이 애당초 잘못된 것이다. 또 중립자선(重粒子線) 치료와 양자선(陽子線) 치료를 기대하는 사람도 많은데, 퇴치하겠다는 발상은 같아서 결국 증상이 악화되거나, 산화와 2차 발암을 일으킬 가능성이 있다. 이런 치료는 대증요법(對症療法)의 극치를 보여준다는 사실에는 변함이 없다.

수술에 대해서는 기본적으로 부정적이지만, 예를 들어 대장암으로 장폐색이 발생한 경우를 비롯해서 생명을 위협하는 긴급한 상황이 발생했을 때는 대증요법으로 수술이 필요하다.

물론 조기 암을 수술해서 치료한 사람이 있다는 사실은 알고 있다. 조기 암이라면 장기를 전부 희생해서 제거해 버리면 확실히 낫는다고 말할 수도 있다. 그러나 현장에서 경험해 본 결과 제거했는데도 나중에 재발하거나 다른 질병이 되는 경우도 많다. 결국에는 원인을 생각하지 않았기 때문이다. 해외에서는 3대 치료법이 이미 과거의 산물이 되어버렸다. 그중 가장 무의미할 뿐만 아니라 오히려 유해한 것이 항암제 치료법이다.

항암제의 정체

항암제란 뭘까? 도대체 그 정체가 뭘까?

많은 사람들은 암을 치료하는 약이라고 생각할지 모르지만 그것은 착각이다.

항암제의 명분상 목적은 암의 증식을 억제하는 것이다. 따라서 항암제는 치료약이 아니라 말하자면 억제제이며, 달리 말하면 모든 세포에 대한 강력한 독극물이다. 그리고 이것은 부작용이 아니라 작용이다. 내가 환자에게 가르쳐 주는 대표적인 내용 중에 '부작

용 따위는 존재하지 않는다'라는 말이 있다. 작용이나 부작용이라
는 용어는 의사와 약사가 자신들의 형편에 따라 구분해 둔 것일 뿐
부작용이라는 것은 작용 그 자체다.

예를 들어 항암제는 암세포를 공격해서 사멸시키는데 이때 정상
세포도 함께 공격해서 '세포의 괴사'가 일어나므로 부작용이 아닌
작용이다. 대표적인 '작용'으로는 세포의 괴사, 간(肝)기능 장애, 면
역력 저하로 인한 감염증, 혈소판 감소로 인한 출혈 외에 탈모, 구
토, 마비, 발열, 설사, 식욕 부진, 미각 변화 등이 나타난다.

항암제 사용을 중단해도 장기적으로 후유증이 지속되는 것도 환
자의 심신을 힘들게 하는 점이다. 실제로 의사가 암에 걸려도 항암
제를 사용하지 않는 사람이 무수히 많다.

마침내 정부가 미적거리며 착수에 들어갔다. 정부와 국립 암연구
센터가 고령 암환자의 항암제 치료에 대해 '연명 효과가 적을 가능
성이 있다'라고 조사 결과를 정리해서 보도했다. (2017년 4월 26일)
사실 고령자의 문제만은 아니다. 정부와 최고 연구기관인 국립 암
연구센터가 계속 거짓말을 했기 때문에 일본의 암환자가 지금의 상
황에 이른 것뿐이다.

국립 암연구센터와 후생노동성, 경제산업성 주체로 2007년부터
2008년까지 동 센터 중앙병원에서 진찰을 받은 암환자 7천 명 중 70
세 이상 고령자 약 1천500명을 대상으로 조사를 실시했다. 암 종류

별로 항암제 치료를 중심으로 치료한 경우와 통증을 완화하는 '완화케어'에 중점을 둔 경우를 비교한 결과 사망까지의 기간(생존기간)은 다음과 같았다.

폐암, 대장암, 유방암 말기(4기)인 고령 환자의 경우, 항암제 치료의 유무에 관계없이 생존율이 거의 같다는 것을 확인했다. 따라서 항암제 치료가 명확한 효과를 나타내지 못한다는 것을 알았다.

예를 들어 폐암의 경우 생존기간이 40개월 이상인 그룹은 항암제 치료를 받지 않은 환자뿐이며, 75세 이상의 경우 10개월 이상 생존한 비율은 항암제 치료를 받지 않은 환자가 높았고, 생존기간도 길었다는 결과가 나왔다. 따라서 폐암의 경우 항암제 치료는 5년 생존율이 아주 낮다고 지적했다. 이처럼 항암제의 생존율에 대한 거짓말이 서서히 세상에 퍼지고 있지만, 병원에서 이런 말을 언급하는 의사는 아마 거의 없을 것이다.

쓸데없고 해롭기만 한 분자표적 치료제

항암제가 효과가 없을 뿐만 아니라 유해하다는 것을 저서《의학불요론》을 비롯해서 계속 언급해 왔다. 그러면 최신 분자표적 치료제(암세포를 가진 분자만 공격하는 치료제)는 어떨까. 안타깝게도 이것도 효과가 없다.

최신 항암제에 대한 데이터가 부족해서 일반인은 진짜 정보를 좀 처럼 접촉할 수가 없다. 따라서 유해한 항암제의 배경을 살펴보면 서 이 약의 독성을 간단하게 설명하려고 한다.

분자표적 치료제로 유명한 것 중에서는 이레사(Iressa)가 있다. 이 레사는 세계 최초로 일본에서 초스피드로 승인된 인체 실험을 거친 분자표적 치료제다. 이레사는 이미 소송이 걸려 있는데, 이레사 변 호인단조차도 일본인에 대해 연명 증명이 되어 있지 않다고 할 정 도다. 간질성 폐렴 등이 발병할 확률이 4%, 사망 확률은 1.6%이며, 2012년 9월까지 부작용으로 사망한 사람은 857명이다.

혈액암에 사용되는 분자표적 치료제 마일로타그(Mylotarg)는 전 례조사(全例調査, 후생노동성의 허가를 받아 판매되고 있는 의약품이 실 제 치료에서 어떻게 사용되고 어떤 효과, 부작용이 있는지 등을 조사) 633 례 중 550례(86.9 %)에서 부작용이 발현했다는 조사 결과가 나왔다. 약해(藥害) 옴부즈맨 조사에서는 338례 중 306례에서 피험자가 사 망했다. 즉 90%가 사망했다는 뜻이다. 그 결과 미국에서는 현재 판 매중지되었지만, 일본 혈액학회는 지금도 사용하고 있다.

그러면 그 외에는 어떨까. 최신 분자표적 치료제 '옵디보(opdivo)' 는 사실 효과가 없으며, 피부암 치료제였던 것을 폐암 치료제로 확 장시킨 것이다. 간질성 폐질환 부작용이 보고되고 있는데도 말이 다. 폐암의 기존 치료법과 비교해도 생존 연장 기간은 약 3개월에 불과한데, 이 숫자조차 사실 조작한 것이다.

　제약회사의 수법은 항상 같다. 탈락조를 만들고 모체를 자신의 입맛에 맞게 나누어 논문을 날조하는 방식으로 반복 조사해서 원하는 대로 데이터가 나왔을 때만 채택하며 항상 시험 기간을 변조한다. 옵디보는 치료비가 1개월에 약 3천만 원이 소요된다고 한다. 의료비는 국민건강보험료와 세금에서 지급된다. 그 외 분자표적 치료제도 약 수백만 원이며, 먹는 약은 1개월에 1백만 원 이상이 대부분이다.

　왜 이런 분자표적 치료제가 나온 걸까. 이것은 제약회사가 과도한 이윤을 추구하는 과정에서 만들어진 산물이다. 옵디보의 연간 매출액은 1조 원으로 알려져 있다.

　왜 분자표적 치료제로 치료되지 않는 걸까. 분자표적이라는 제목을 내걸고 있기는 해도 액체 항암제로 암세포를 공격하는 동안에는 일시적으로 종양이 작아진 것처럼 보여도 반드시 리바운드(증상이 폭발적으로 심해지는 현상)되기 때문이다.

　이 약이 정말 효과가 있다면 극적으로 효과가 나타나서 치료된 사람이 많이 나왔을 것이다. 그러나 안타깝게도 현장에서는 분자표적 치료제의 효과가 나오지 않았다. 낫기는커녕 강렬한 리바운드로 죽음을 앞당길 뿐이다.

　관심 있는 독자들은 인터넷에서 옵디보의 첨부 문서(의사와 약사를 위한 제품 정보)를 참고하기 바란다. 기존 항암제에 비해 몇 개월 정도 연명 효과가 있는 듯하지만 항암제를 사용하지 않은 환자와 비교해 보면 유효성과 안전성은 확보되어 있지 않다고 분명히 적혀 있다.

항암제를 끊는 것은 암 치료의 핵심 중 하나라고 생각한다.

암은 리바운드한다

항암제 치료나 방사선 치료를 계속 받으면 암이 리바운드한다는 것을 알아야 한다. 1985년 미국 국립암연구소의 데비타(DeVita) 소장은 이런 말을 했다.

"항암제를 투여하는 화학 치료법은 암 치료에 아무런 효과가 없다. 암세포는 반(反)항암제 유전자(ADG, Anti Drug Gene)를 변화시켜 항암제 독성에 내성을 키우기 때문이다."

즉 암세포를 털어내어 박멸시키려고 해도 실제로는 잘 안 된다. 항암제를 사용하면 할수록 암세포는 흉포화되고 악성화되어 다시 증식하기 시작한다. 리바운드 현상은 항암제 치료뿐만 아니라 방사선 치료에서도 마찬가지로 나타나며 그 데이터도 존재한다. 즉 항암제와 방사선 치료를 하면 할수록 질병이 악화될 가능성이 있다.

'가짜 암'과 '전이'라는 거짓말

'가짜 암'이란 암처럼 보이지만 사실은 암이 아닌 것으로, 방치해도 문제가 없다. 물론 전이도 하지 않는다. 이것은《암과 싸우지 마라》등의 저자인 곤도 마코토 씨가 세상을 향해 한 말이다. 나는 가짜 암이라는 말은 사용하지 않겠지만, 그가 하고 싶은 말이 무엇인지는 알 것 같다.

의사라는 족속은 늘 오진을 한다. 예를 들어 어떤 병원에서 백혈병이라는 혈액암을 선고받은 내 환자는 1개월 후 백혈구 수치에 이상이 없다는 결과가 나왔다는 말을 들었다. 또 오진에 휘둘려 '가짜 암'을 믿었다가 수술을 하게 된 환자도 적지 않다는 것을 알고 있다. 10년, 20년 이상 방치해도 증상이 나타나지 않는다면 일반인들은 그것을 암이라고 생각할까?

암이 '전이'되었다는 진단을 받으면 주의할 필요가 있다. 검사하려고 방사선을 쬐었는데, 그것이 암을 일으킬 수도 있기 때문이다. 과도한 검진으로 인한 방사선 피폭도 암환자가 증가하는 한 요인인데, 일반인들은 이러한 정보에 좀처럼 접근할 수 없는 것이 현실이다. 암을 치료하기 시작한 후, 5년이 훨씬 지난 후 2개 정도 암이 발견되면서 전이라는 진단을 받고 4기(말기암)가 되어 버려, 즉시 항암제 치료를 선고받는 경우가 많다. 그러나 이 암은 전이가 아니라 새로운 암일 수도 있다. 그보다 암이 아닐 가능성이 높다. 그러나 많은 경우 '전이'되었다는 진단을 받는다.

암이 전이되었다는 진단을 받아도 정말 전이된 것인지 여부는 의심스럽다. CT촬영 방법에 따라서는 '암'으로 진단할 수도 있기 때문이다. 그러면 병리조직검사(병이 발생한 부분을 직접 채취하여 하는 검사-역주) 결과를 근거로 판단해야 한다는 견해는 어떨까. 병리조직검사를 받을 수 있으면 좋지만, 안타깝게도 이 검사를 하지 않은 채 암 치료를 시작하는 경우가 많다. 병리조직검사를 하기 어려운 부위에 '전이'되었다는 진단만 받고 맹목적으로 항암제 치료를 받는 경우는 현장에서는 흔히 볼 수 있는 일이다. 그런 사람이 몸 상태가 건강할 경우 수술을 한 후에 병리조직검사에서 암이 아닌 경우도 있다. 그러므로 부디 CT검사만으로 판단하지 않아야 한다.

의사가 하는 말을 그대로 받아들인다는 것이 얼마나 위험한 일인지 조금은 이해했으리라 생각한다. 암의 3대 치료법 중 의심스러운 부분에 대해 기본적인 내용은 설명했다. 이 책은 3대 치료법의 거짓말이 주된 테마는 아니므로 이쯤에서 설명을 그치지만, 반드시 스스로 다양하게 조사해 봐야 할 것이다.

제3장

암환자가 먹으면
안 되는 것

제1장에서는 암과 '사회독'과의 관계를 설명하면서 설탕, 트랜스 지방산, 우유 등 암뿐만 아니라 모든 질병을 유발하는 음식에 대해 살펴보았다. 암이라는 진단을 받으면 음식에 변화를 시도하려는 환자가 많다. 그래서 여기에서는 문제가 많은 음식을 지적하고 먹으면 안 되는 것을 더 구체적으로 설명한다. 스스로 즉시 개선할 수 있는 식생활부터 시작한다. 하지만 식생활 개선으로 모두 좋아지는 것은 아니라는 점을 염두에 두고 읽어 보기 바란다.

특정보건용식품은 섭취하면 안 된다

'1989년에 기능성식품이라는 용어를 법적으로 처음 사용하게 된 일본은 1991년부터 특정보건용식품으로 용어를 변경했다. 특정보건용식품'이란 건강에 유익한 효과가 있는 식품을 말한다. 이 특정보건용식품은 안전할 것이라고 생각하는 사람이 있는데 이는 큰 착각이다.

이 식품들은 후생노동성이 심사해서 허가한 것이기는 해도, 실제로는 깊이 연구한 데이터도 없고 실험을 거친 것도 아니다. 특정보건용식품의 문제는 모든 제품이 상업적인 색채가 강하다는 점이다. 분명히 말하건대 어떤 특정보건용식품도 건강에 기여하는 제품은 없다.

설탕이나 인공감미료가 '사회독'임을 안다면, 특정보건용식품 중 콜라 같은 첨가물투성이의 상품이 건강에 좋다고는 결코 생각하지 못할 것이다. 특정보건용식품 중 콜라는 그 내용물이 아스파르테임과 아세설팜칼륨(Acesulfame K), 즉 발암성이 의심되는 인공감미료와 캐러멜색소, 카페인 등의 첨가제와 물로만 제조한 것이다.

또 특정보건용식품은 지방의 흡수를 더디게 하고, 콜레스테롤치와 중성지방수치를 낮추는 지방을 쉽게 흡수할 수 있도록 한다고 광고한다. 하지만 콜레스테롤수치가 낮을수록 암에 걸리기 쉽다고 알려져 있다.

영양 성분이 손실된 채소 주스

시판 채소 주스는 마치 하루 분 채소 권장량을 섭취할 수 있는 것처럼 표기되어 있지만 어디까지나 주스 한 잔에 350g의 채소를 사용했을 뿐, 그 안에 350g의 영양 성분이 그대로 들어 있는 것은 아니다. '시판 채소 주스는 제조 단계에서 대부분의 영양분을 잃어버린다'라는 것은 이미 알려진 사실이며 채소 주스 원료는 대부분 해외에서 수입되고 있다는 사실도 중요하다. 채소를 걸쭉한 페이스트 형태로 농축한 뒤 냉동시킨 것을 들여와 국내에서 물과 식품첨가물을 섞어서 원상태로 되돌릴 뿐이다.

시판 주스에 표기되어 있는 '농축 환원'이란 이 제조 과정을 말한다. 이 농축 환원 공정을 거치면서 채소에 들어 있는 영양소는 거의 없어진다. 게다가 식이섬유는 우리 몸에서 흡수가 되지 않는다는 이유로 제거하는 경우가 대부분이다. 따라서 주스에는 영양소가 전혀 들어 있지 않다고 해도 과언이 아니다. 이런 점을 보완하기 위해 향료를 첨가하는 것이다.

유전자 변형과 농약 문제, 비료에서 발생하는 질산성 질소의 문제도 있다. 또 첨가물로 당분을 첨가하는 경우까지 있어서 시판 주스는 암환자에게 몸에 더할 나위 없이 나쁘다. 한의학적으로 살펴봐도 채소 주스는 몸을 차게 하므로 '채소는 건강에 좋다'라는 생각은 가능한 한 무농약으로 재배한 양질의 채소를 안전하게 섭취할 때만 의미가 있다.

패밀리레스토랑과 패스트푸드
음식을 멀리 하자!

이것은 당연한 말이다. 그런데 환자조차도 지키지 않는 사람이 많다. 식사는 되도록이면 자신의 집에서 최대한 좋은 재료로 만들어서 먹는 것이 바람직하다. 질병이 있다면 더 엄격하게 지켜야 할 것이다. 업무나 대인 관계로 어쩔 수 없이 외식해야 하는 경우도 있지만 그럴 때는 정말 맛있게 만들고 식재료에 나름의 고집이 있는 가게를 선택하는 것이 좋다.

외식 자체를 부정하는 것은 아니지만, 외식할 경우에는 패밀리레스토랑이나 패스트푸드와 같은 대형 체인점을 최대한 피하는 것이 중요하다. 그 이유는 대량 구매에 따른 대량 생산시스템으로는 안전하고 맛있는 음식을 만드는 것이 불가능하기 때문이다. 본부에서 보내온 가공식품을 조리만하는 시스템으로는 어떤 식재료를 조리하고 있는지 모르는 경우가 대부분이다. 술집이나 라면가게도 마찬가지다. 또 어쩔 수 없이 가야 할 경우에는 체인점 중에서도 첨가물을 별로 사용하지 않는 곳과 사용하는 곳이 있으므로 꼭 확인하기 바란다.

이상할 정도로 싼 가게도 피하자. 대형 체인점의 쇠고기덮밥 가게나 정식 가게도 마찬가지로 유해성이 의심되는 수입산이나 첨가물을 사용할 가능성이 있다.

나름대로 특정 재료를 고집하면서 직접 음식을 만들면 그만한 가격이 되는 것은 어쩔 수 없는 일이다. 따라서 비정상적으로 싼 가게는 나름의 꿍꿍이가 있다고 생각해도 된다. 부득이 대형 체인점에 가게 된 경우에는 이 책을 참고삼아 무엇을 먹으면 안 되는지 잘 생각해서 스스로 체크하는 것이 중요하다.

모르는 사이에 먹고 있는 유전자 변형 식품

위험한 식재료라면 유전자 변형 식품을 떠올리는 사람도 많을 것이다.

현재 유통되고 있는 유전자 변형 식품은 콩과 감자, 옥수수 등 농작물이 위주이므로 유전자 변형 작물이라고도 한다. 유전자 변형 작물이란 농작물에 어떤 특성을 부여하기 위해 인위적으로 유전자를 조작해서 만들어 낸 것으로, 자연계에 존재할 수 없는 새로운 종류의 작물을 말한다. 그 특성으로 말하자면 대부분이 해충 저항성과 제초제 저항성이다. 그러면 왜 유전자 변형 작물이 해로운 걸까.

해충 저항성이 있는 유전자 변형 작물은 해충을 죽이는 살충 성분이 작물에 들어있다는 뜻이다. 또 제초제 저항성이 있는 유전자 변형 작물은 잡초를 제거하기 위해 제초제를 뿌려도 제초제의 영향을 받지 않는다. 이것을 다른 관점에서 보면 유전자 변형 작물이란 벌레를 죽이는 독성을 지닌 작물이며, 제초제를 뿌려도 죽지 않으므로 제초제가 잔뜩 묻어 있는 작물이라는 것을 알 수 있다.

벌레가 먹으면 죽어버리는 해충 저항성을 가진 유전자 변형 작물이 인체에 영향을 주지 않는다고 생각하는 것이 오히려 이상하다. 유전자 변형 작물의 영향을 조사한 연구에 따르면, 단기적인 영향보다 장기적인 영향이 있다는 것을 알 수 있다. 래트(rat)를 대상으

75

로 연구한 결과, 연간 1kg의 유전자 변형 작물을 섭취하자 실험 기간 후반으로 갈수록 암이 급증했다. 또한 암 외에도 아토피 등 알레르기 질환과 불임, 태아 기형을 초래하는 등 심각한 건강 피해가 발생했다.

'유전자 변형이 아닌 식품'에 숨어 있는 위험성

대량 유전자 변형 작물이 수입되고 있다.

1996년에 미국 FDA에서 처음으로 승인을 얻어 상용화되기 시작한 유전자 변형 작물은 약 20년 만에 재배 면적이 약 100배로 늘어났다. 그중 일본의 총수입량은 이미 2천만 톤에 가깝다. 참고로 일본의 쌀 생산량은 약 8백만 톤이므로 쌀 생산량의 2배가 넘는 양이 일본 국내에서 유통되고 있는 것이다.

수입되는 유전자 변형 작물은 주로 콩(풋콩, 콩나물 포함), 옥수수, 유채씨, 사탕무, 감자, 솜, 파파야, 알팔파(alfalfa) 등이다. 유전자 변형 작물의 대부분은 가축 사료로 사용된다. 옥수수는 감미료인 콘시럽(과당포도당액당)과 콘스타치(옥수수로 만들어진 전분), 유채씨는 샐러드유, 사탕무는 설탕 등 식품의 원료로 사용된다. 그러나 이런 식품에 유전자 변형 작물이라고 표기되는 경우는 거의 없다.

'유전자 변형 식품'을 투여한 래트

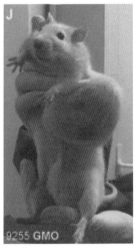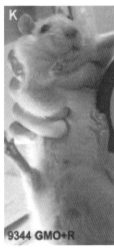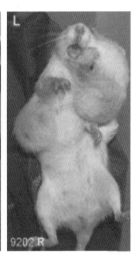

현재 유전자 변형 작물의 식품 표시가 의무화된 것은 두부, 콘스낵 과자, 포테이토칩 과자 등 33품목이며, 그 외에는 표시 의무가 없다. 게다가 5% 이하로 사용할 경우에도 표시 의무가 없다. 따라서 이 말은 우리가 모르고 유전자 변형 식품을 섭취했을 가능성이 크다는 뜻이다.

가장 주목할 만한 제품은 과자와 음료수 등의 가공식품, 업소용 된장, 간장, 식용유 등이다. 두유에도 꽤 많은 유전자 변형 콩이 사용되었을 가능성이 크고, 가축 사료에 유전자 변형 작물이 많이 사용되고 있다. 슈퍼마켓에서 판매되는 고기는 유전자 변형 사료로 사육된 것이므로 소와 돼지 등의 생체 내에서 농축되어 어떤 영향을 미칠 가능성이 크다.

래트 실험에서도 추측할 수 있듯이 이런 고기를 매일 먹는다고 해서 바로 죽는다고 할 수는 없지만 해독이 필요한 암환자는 피하는 것이 현명하다.

먹으면 안 되는 고기를 구분하자

암이라는 진단을 받으면 그전까지 고기나 생선을 즐겨 먹었던 사람도 현미 채식을 해야 한다고 생각하고 고기와 생선을 전혀 섭취하지 않는 경우가 있다. 하지만 고기를 섭취하는 자체는 문제가 되지는 않는다. 오히려 영양소를 섭취하기 위해 육류 섭취가 필요하다. 식사요법에 대한 자세한 설명은 제4장을 참조하기 바란다. 여기서 육류 섭취와 관련된 첫 번째 문제는 어떤 고기인가 하는 것이다.

암환자가 없었던 선주민의 대부분은 동물성 식품을 먹었으며 아주 건강했다. 동물성 식품이 영양에 풍부하다는 것은 식품 표시를 봐도 영양학으로 생각해도 상식이다.

다만 오늘날 육류는 상당히 많은 문제를 안고 있다. 그 이유는 현대의 육류는 축산 방식으로 사육되므로, 선주민이 먹던 고기와는 상당히 다르기 때문이다. 오늘날 문제가 되는 육류의 사육 방법에 대해 다음의 4가지에 주목해 보자.

① 국적 … 어느 나라에서 사육한 것인가

② 먹이 … 어떤 것을 먹고 자랐나

③ 환경 … 어떤 환경에서 성장했는가

④ 투약 … 약을 먹었는지 여부

국산이라고 해도 육류에 문제가 없는 것은 아니지만, 수입산에 비해서는 훨씬 낫다. 국산이기 때문에 안전한 것이 아니라 해외 수입산이 안전한 경우도 있다. 요컨대 축산업자에 따라 다르다.

육류에 대한 가치관은 나라에 따라 다르지만, 우리가 좋아하는 '상강육(霜降肉)'은 가축을 부자연스럽게 대사증후군(Metabolic syndrome) 상태로 만들어서 생긴 고기다. 그런 고기를 건강한 고기라고 할 수는 없다. 중요한 것은 어떤 먹이를 먹였는가 하는 것이다. 외국산 육류는 일반적으로 유전자 변형 사료로 사육하는 것이 당연하지만, 놀랍게도 동물에게 주지 말아야 할 먹이로 사육한 경우도 있다.

미국산 쇠고기를 먹으면 안 되는 이유

광우병이 발단이 되어 미국산 쇠고기가 위험하다고 난리였던 때가 있었다. 그런데 그때가 지나니 그런 사실은 어느새 잊었는지 미국산 쇠고기 수입이 다시 늘어나고 있다.

사실 미국산 쇠고기는 상상을 초월한 먹이로 사육되어 왔다. 그 먹이란 렌더링 플랜트(rendering plant)라는 곳에서 동물의 시체를 다지거나 가루로 만든 사료다. 일종의 동족상잔인 셈인데, 이것이 질병을 일으키는 원인 중 하나라고 지적되고 있다. 미국에서 이런 사실을 아는 사람들은 미국산 쇠고기를 먹지 않는 것이 상식이다. 최근 렌더링 플랜트의 폐해가 지적되어 사용하지 않게 되었다고 하는데, 그러면 먹이가 어디에서 어떤 형태로 들어오고 있는지 아무도 모른다.

또 매우 저렴하게 판매되고 있는 브라질산 닭고기는 현지인도 먹지 않는 것이라고 한다.

　브라질산 고기는 좁은 사육장에서 항생제와 성장 호르몬제를 투여함으로써 대량 생산과 조기 출하가 가능해졌다. 미국에서는 2천년 초에 브라질산 닭고기 수입을 중지했는데, 바로 그 고기가 버젓이 판매되고 있는 것이다. 지구 반대편에서 비싼 수송비를 들여 실어오는데도 왜 가격이 싼지 잘 생각해 보자.

　사육 환경도 중요하다. 좁은 우리 속에서 꼭 끼어서 성장한 가축과 목장에서 방목해서 키운 가축 중 어느 것이 건강한지는 쉽게 알수 있다.

　유해한 환경에서 이상한 먹이를 먹는 가축은 질병에 걸리기 쉽기 때문에 항생제를 사용했을 가능성이 크다. 그중에는 성장을 촉진하기 위해 성장 호르몬이 투여된 가축도 많을 것이다. 좁은 공간에서 항생제를 투여 받은 육류는 피하도록 하자.

방사능에 오염되지 않은 야생동물 고기

　먹어도 되는 고기를 고르기란 쉽지 않은 일이다. 그래도 개인적으로 추천하고 싶은 것이 말고기와 양고기, 야생동물 고기(사슴, 꿩, 멧돼지고기 등)다. 이 중에서 이상적인 것은 수렵 해금기간에 수렵으로 잡은 야생 조수 요리 지비에(gibier)다.

야생 지비에는 고단백으로 영양이 풍부하고 다른 육류와 비교해서 호르몬제와 약물 및 유전자 변형 먹이를 먹지 않은 육류다. 최근에는 지비에 고기의 인기가 좋은 것 같다. 다만 후쿠시마 원전 사고 이후에 퍼진 방사능 오염을 주의해야 한다. 야생동물은 방사능 오염이 되기 아주 쉬워서 사냥할 장소를 잘 골라야 한다.

일반적으로 판매되는 소시지는 첨가물 덩어리

소시지로 대표되는 가공육은 일반 식품보다 더 질을 속이고 있는데 문제가 있다. 예를 들어 슈퍼마켓이나 편의점 등에서 일반적으로 판매하는 소시지에는 고기와 소금 외에 다량의 첨가물이 사용된다. 첨가물 중 가장 많이 사용하는 것이 인산염, 아질산나트륨, 증점다당류(增粘多糖類), 글루탐산나트륨(아미노산 등으로 표시), 카제인(우유 단백질), 코치닐(cochineal) 등이다. 또 염산 처리되는 것도 있는데, 물론 식품 표시는 되어 있지 않다.

이러한 첨가물은 빛깔을 좋게 하고 보존 기간을 연장하며 식감을 부드럽게 할 목적으로 사용되고 있는데 첨가물 중에는 발암성을 지적받은 것도 있다.

2015년 10월 26일 세계보건기구(WHO)가 '가공육은 발암물질이다'라고 경고한 뉴스를 기억하고 있는 독자도 많을 것이다.

첨가물을 사용하지 않아도 소시지를 만들 수 있다.

원래 소시지는 고기를 오래 보존하기 위해 만들어진 것이기 때문에 불필요한 화학 물질을 첨가해서 보존 기간을 연장하지 않아도, 소금이라는 가장 좋은 첨가물로 일정 기간을 보존할 수 있으며, 냉동 보존할 수도 있다. 예전의 말린 고기야말로 첨가물을 넣지 않은 안전한 식품이다. 소시지, 햄, 베이컨 등은 첨가물이 없는 것을 고르는 것이 좋다.

문제가 많은 양식어

암환자들 중에는 '이상한 사료를 먹여 가축이 오염되었을 거라는 생각을 하니 고기를 먹을 수 없게 됐다'라고 하면서, 그 대신 생선을 건강에 좋다고 생각하는 경향이 있다. 생선이 몸에 좋다는 것이 과연 맞는 말일까.

이는 맞는 말이면서 동시에 거짓말이다. 양질의 생선을 먹으면 건강에 도움이 되지만 문제가 있는 생선을 먹으면 건강을 해친다. 육류와 마찬가지다.

우선 양식어에 문제가 있다. 양식이라고 하면 연어나 새끼 방어 같은 것을 먼저 떠올리겠지만 기본적으로 양식어를 키우는 복잡하고 좁은 양식장에는 병원균이 많고 수질도 오염되어 있다. 또 생선살을 자연산처럼 건강한 분홍색으로 만들기 위해 염료를 섞은 먹이로 양식하는 연어도 많다고 한다.

예를 들어 새끼 방어 양식은 좁은 수조에서 대량으로 '과밀사육'된다. 먹이는 정어리 등을 먹이는데, 먹이에 합성 사료가 섞여 있다고도 한다. 이 때문에 질병을 예방한다는 명분으로 항균제, 호르몬제 등을 대량으로 수조에 투여한다.

또 양식 대형어의 경우 해양 오염으로 인한 다이옥신, 카드뮴, 유기 수은이 축적되기 쉬운데, 최근에는 방사능도 고려해야 하는 상황에 이르렀다.

예를 들어 저렴한 회전 초밥집이나 슈퍼마켓 식품 매장에서 볼 수 있는 네기토로 등은 도저히 안전하다고는 할 수 없다. 원래 참치의 등뼈에서 도려낸 살과 기름이 오른 지방 부분을 잘게 다진 것이 네기토로인데, 저렴한 가격으로 판매되는 네기토로는 폐기해야 할 수준의 참치 살코기에 첨가물로 식물성 유지(쇼트닝=트랜스 지방산)를 넣어서 만든 것이다.

생선은 당연히 자연산이 좋지만 방사능 문제와 생선을 포획한 바다의 오염도에 대해 고려해야 한다. 자연산 생선은 방류된 방사능이 농축되기 쉬우므로 산지를 고려하는 것이 중요하다.

먹으면 안 되는 채소 ~간편 손질 채소

편의점의 채소 샐러드와 슈퍼마켓 등에서도 판매하는 간편 손질 채소는 잘린 면이 금세 거무스름하게 변색되고 시들해져서 팔기 어려워지기 때문에 변색 방지와 살균소독 처리를 한다. 간편 손질 채소는 차아염소산 나트륨(sodium hypochlorite)이라는 매우 강력한 살균 효과가 있는 소독제에 담가 변색 방지와 살균 처리를 한 후 아삭아삭한 느낌을 내기 위해 'PH 조절제'에 담그기도 한다.

'차아염소산 나트륨'은 곰팡이 세제와 젖병 살균 세정제로도 사용되는 강력한 약품이다. 그런데 간편 손질 채소로 판매될 경우 '차아염소산 나트륨'의 표시 의무가 없다. 왜냐하면 제조 공정에서 사용된 화학 약품에 대해서는 가공 보조제로써 표시 의무가 면제된다는 마술 같은 규정이 있기 때문이다.

농약 덩어리인데다 원래 영양가가 낮은 채소에 이러한 처리를 하면 샐러드 채소에 함유된 영양가가 더 줄어든다는 것은 당연한 일이다. 그런 채소를 아무리 '20가지 품목'을 먹는다고 해도 몸에 좋을 리 없다.

암환자는 가능한 한 유기농 채소, 제철 채소를 그대로 먹기 바란다. 샐러드로 먹어도 채소 절임을 하거나 삶아서 먹어도 상관없지만 일단 진짜 채소와 야생초를 먹는 것이 중요하다.

조미료는 독성이 강하다

조미료는 사람이 맛있다고 느끼는 성분을 인공적으로 만든 것으로 그 주성분은 글루탐산나트륨과 이노신산나트륨이다.

글루탐산나트륨 연구에 대해 말하자면, 워싱턴 대학의 존 W. 올니(John W. Olney) 박사가 글루탐산나트륨을 갓 태어난 실험용 쥐에게 먹였더니 눈 망막에 이상이 일어났다는 결과를 얻었다. 원인을 규명해 보니 글루탐산나트륨이 성장과 성 조숙에 관여하는 중요한 뇌 기관인 뇌하수체를 손상시킨 것으로 나타났다.

또 간장과 난소, 자궁과 신장에도 이상 증세가 나타났다. 이러한 이상 증상은 실험용 쥐 외에도 래트, 토끼, 닭, 히말라야원숭이 등에서도 확인되었다고 한다.

글루탐산나트륨은 렙틴 저항성(leptin resistance, 비만 억제 기능을 하는 렙틴의 양이 늘어나도 공복감을 느껴 식욕을 억제하지 못하는 증상-역주)을 높여서 내장 지방이 증가하는 요인이 된다. 따라서 공복감과 지방 축적의 악순환을 초래하여 심장 질환, 당뇨병, 대사증후군의 위험을 높이는 작용을 하는 것이다.

게다가 현재 글루탐산나트륨은 온갖 종류의 식품에 들어 있다. 그러면 왜 이런 위험한 물질을 사용하는 걸까? 맛있는 것처럼 보이기 위해서다. 맛있게 느끼도록 하고 싶어서다. 과학적으로 맛있다고 착각을 일으키게 함으로써 제품이 팔리고, 솜씨가 별로 없는 음식점에서도 맛있다고 속일 수 있기 때문이다.

　조미료는 슈퍼마켓 진열대에 놓여 있는 대부분의 가공식품에 들어 있는 것이 현실이다. 최근에는 식품 첨가물로 사용할 경우에는 '아미노산 등'으로 표시하면 된다. 맛국물 재료, 절임 식품, 인스턴트라면, 어묵, 소시지, 포테이토칩, 센베이를 비롯해서 조미료가 광범위하게 사용되고 있는 것이 현실이다. 이들은 식욕 중추를 파괴하고 다양한 부분에서 몸에 악영향을 끼치기 때문에 되도록이면 들어 있지 않은 것을 먹도록 하자.

제4장

식사요법

식사의 기본은 '풍토, 통째, 제철 식품'

앞에서는 암환자가 먹으면 안 되는 것을 살펴보았다. 이것은 제 1장에서 설명한 '사회독(社會毒)'을 구체화한 것이다. 먹으면 안 되는 것을 열거하면 '안심하고 먹을 수 있는 게 없잖아'라며 한숨짓는 독자도 있을 것이다. 그러나 환자 개개인이 음식에 대한 의식을 높이면 왜 암에 걸리게 되었는지 그 원인의 단면을 볼 수도 있다. 오늘날 잘 찾아보면 안전한 식품, 몸에 좋은 음식이 많이 있다는 것을 아는 것이 가장 중요하다.

하지만 암을 실제로 사라지게 하려면 식재료만으로는 잘 되지 않는다. 그래서 지금부터는 식사요법, 즉 어떤 식재료를 어떤 비율로 먹으면 좋은지를 알아본다. 이것은 사람마다 체질이 다르기 때문에 공부할 필요가 있다. 여기에서는 암을 극복하기 위한 음식에 대한 태도와 먹는 방법, 권장할 만한 식재료에 대해 설명한다.

식사할 때 신경 써야 할 것은 다음 3가지다.

■ 풍토에 맞는 것을 먹는다

이것은 '신토불이'에 근거한 생각으로 '몸(身, 신)'과 '흙(土, 토)'은 '불이(不二, 뗄 수 없는 관계)'라는 뜻이다. 다만 전 세계의 요리를 먹을 수 있게 되어 세상의 모든 농작물이 재배되고 있는 오늘날에는 풍토에 맞는 것이 무엇인지 알기가 매우 어려워졌다. 한편 요리계에서는 채소를 사용하는 가게가 늘어나고 있다.

이탈리아나 프렌치 레스토랑에서도 우엉과 순무, 무 등 채소를 사용하기도 하고, 전통 채소를 농가와 함께 부활시키는 등 바람직한 경향이 나타나고 있다. 이런 레스토랑처럼 집에서도 채소를 적극적으로 사용해 보는 것은 어떨까? 채소를 서양식으로 응용해서 요리하면 질리지 않고 풍토에 맞는 것을 계속 먹을 수 있을 것이다.

❷ 통째로 먹는다

'일물전체(一物全体)'와 '홀푸드(Whole Food)'라는 말을 들을 기회가 많아졌다. 이것은 한의학, 예를 들면 고기는 살코기만 먹는 것이 아니고, 생선은 머리에서 꼬리까지, 감자와 당근은 껍질째 잎이 달린 상태로, 쌀은 현미로 먹자는 방식이다.

통째로 먹어서 좋은 점은 예를 들어 곡류와 근채류 등은 당질이 높지만, 통째로 먹으면 다당류(복합당)의 형태로 섭취하므로 혈당을 완만하게 상승시킨다. 정미 과정을 거친 흰쌀은 쌀의 영양소가 모두 제거된 당질 덩어리인데, 현미로 먹으면 외피에 있는 비타민과 미네랄 등의 영양소를 섭취할 수 있다.

매크로바이오틱(Macrobiotic, 장수건강식)이나 홀푸드 같은 외래어를 사용할 필요는 없다. 신토불이와 일물전체라는 멋진 말과 정신을 잃지 않는 것이 중요하다.

❸ 계절에 맞는 음식을 먹는다

'계절에 맞는 음식'이라는 말을 들으면 '제철 음식은 맛있으니까'라고 생각하겠지만 여기에는 그 이상의 의미가 있다. '깊은 맛이 풍부한 제철 요리'라고 표현할 경우, 깊은 맛이란 영양가가 풍부하고 맛있다는 뜻이다. 제철에 자란 작물이야말로 영양가가 높다. 한의학의 관점에서 봐도 계절에 맞는 음식을 섭취하는 것은 자연의 섭리에 따르는 것이다.

예를 들어 지금은 하우스 재배가 발전해서 한겨울에도 오이와 토마토가 슈퍼마켓에 진열되어 있지만 오이와 토마토는 몸을 차게 하는 여름 채소다. 한겨울에 일부러 제철이 아닌데다 가격도 비싼 여름 채소를 먹고 몸을 차게 해서 병을 초래할 필요가 없다. 제철에 나오는 작물을 먹는 것이 좋다. 이와 같이 자연의 섭리에 맞추는 것이 무엇보다 중요하다.

그러면 각 계절에 어떤 음식을 먹는 것이 좋을지, 계절별 키워드와 먹으면 좋은 식재료의 예를 살펴보자.

봄의 키워드는 '쓴맛'이다. 산채를 비롯한 쓴맛이 나는 봄채소를 먹으면 좋다. 예전부터 봄채소에 들어 있는 쓴맛과 향이 심신을 자극해서 활성화시킨다고 알려져 있다. 실제로 봄채소에는 해독 작용과 항산화 작용 기능이 높은 것이 많아서 겨울 동안 축적된 노폐물을 배출해서 해독시켜 준다.

여름의 키워드는 '몸을 차게 하는 것'이다. 한의학에서 몸을 차게하는 채소는 따뜻한 지역에서 여름에 수확하는 채소 가운데 많으며, 몸을 따뜻하게 해주는 채소는 추운 지역에서 겨울에 수확하는채소 가운데 많다고 가르치고 있다. 또 땅 위쪽으로 자라는 채소는몸을 차게 하는 것이 많고, 반대로 아래쪽으로 자라는 채소는 몸을따뜻하게 하는 채소가 많다고 한다.

토마토, 가지, 피망 등 여름 채소를 겨울에 먹는 사람이 있는데,한의학적인 가르침에 따르면 냉기를 유발하므로 주의해야 한다. 냉기는 만병의 근원이므로 암환자들은 특히 신경 써야 할 부분이다.

가을의 키워드는 '지비에'다. 가을은 맛있고 더욱이 영양분이 풍부한 식재료가 풍부하다. 가을은 집안에 틀어박히는 겨울을 위해식재료를 저장하는 시기라고 할 수 있다. 가을에 권하고 싶은 것이지비에다. 나는 육식을 부정하는 의사가 아니다. 야생에서 자란 '지비에' 고기는 근육질에 지방이 적고 고단백, 고미네랄, 저칼로리로생명력이 넘치기 때문에 가을에 맞는 음식이다. 다만 '지비에'는 앞에서 설명했듯이 방사선의 영향을 받기 쉬우므로 반드시 생산지를 확인하고 선택해야 한다.

겨울의 키워드는 '냄비요리'다. 채소와 고기, 생선을 듬뿍 섭취할 수 있고 만들기도 쉽다. 국물에는 영양가가 녹아 있다. 따라서 냄비 요리의 계절에는 되도록이면 유기농 채소를 이용하는 것이 좋고, 유기농이 아닐 경우 농약 제거제나 베이킹 소다로 겉에 묻어 있는 농약을 제거하면 건강에도 도움이 되고 맛도 훨씬 좋아진다. 국물 도 화학조미료를 넣지 말고 최대한 진짜 푹 우러난 육수를 만들어 서 먹는 것이 좋다.

양질의 기름을 많이 섭취한다

앞에서 설명했듯이 트랜스 지방산은 섭취하면 안 된다고 강조했 다. 나쁜 기름을 사용하지 않고 양질의 기름을 섭취해야 하는 이유 가 뭘까. 이유를 확인하기 위해 암에 대응하는 몸의 기능부터 알아 보자.

모든 세포는 세포막에 '당사슬(glycan)'이라는 안테나 같은 것이 붙어 있어 세포 사이의 정보를 전달한다. 만약 세포에 유전자 변이가 일어나면 이 안테나에서 명령이 내려와서 먼저 유전자를 복구하는 효소가 작용하기 시작한다. 그래도 해결하지 못한 경우에는 면역계 세포가 작용하여 유전자 변이가 일어난 세포를 쓰러뜨린다. 이 두 단계를 거치면서 우리 몸은 조직과 장기에 암이 증식되지 않도록 지킨다. 세포막은 지방산과 콜레스테롤로 구성되어 있다. 그런데 세포가 좋은 지질로 코팅되어 있지 않으면 당사슬이 제대로 작동하지 않는다.

트랜스 지방산이 세포막으로 들어가면 세포 사이의 정보 전달이 불완전하게 된다. 이로 인해 유전자 변이가 일어난 세포를 못보고 놓치게 되므로 암이 유발될 가능성이 높아진다.

암은 가족 간의 유전과 관계가 없지만, 음식물 섭취로 인한 유전자 변이는 암과 상당한 관계가 있다.

또 당사슬이 면역 계통에 작용하는 성질을 고려해 볼 때, 트랜스 지방산처럼 유해한 유지로 인해 당사슬이 정상적으로 작동하지 않게 될 경우, 우리 몸은 암은 물론 바이러스나 세균에도 대항할 수 없게 된다.

그래서 적극적으로 섭취해야 할 지방이 오메가3다. 이는 오메가6인 리놀레산(linoleic acid)이 염증을 촉진하는 물질을 합성하는 작용을 하기 때문이다. 그런데도 오메가6이 성장에 필요하며 피부 및 모발 생성 등 몸에 좋다는 이유로 현대인은 오메가6만 과잉 섭취하는 경향이 있다.

지방산의 종류

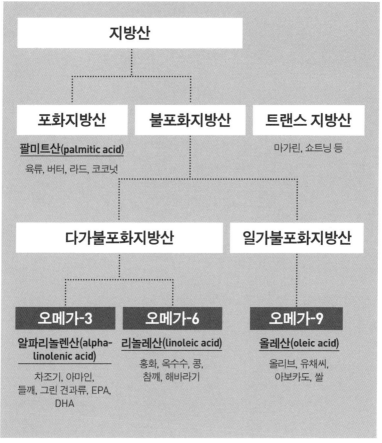

밑줄 친 것은 특히 중요시되는 지방산.

오메가6에 길항 작용을 하는 오메가3을 섭취하면 염증 촉진 물질을 억제할 수 있다. 특히 생선에 함유된 EPA, DHA(2가지 합쳐서 오메가3)는 암을 억제하는 작용을 한다고 인정되는 영양소다.

쌀과 채소는 '오래된 품종'이 좋다

암환자 중에는 현미 채식 식사가 몸에 좋다는 정보를 듣고는 이전까지의 식습관을 바꿔 육식을 끊고 현미 채식으로 전환하는 사람들이 많다. 물론 현미 채식 계통의 식사에는 큰 장점이 있다. 특히 예전부터 내려온 품종인 현미는 옛날 과일과 마찬가지로 품종이 개량되지 않았기 때문에 당도가 낮고 유전자 변성이 일어나지 않은 것이다.

그래서 나는 쌀과 채소를 살 때 오래된 품종(고정종, 재래종)을 선택하도록 지도한다. 달리 말하면 유전자 조작을 하지 않은 종으로 채종할 수 있는 종이다. 물론 무비료, 무농약으로 키운 것이 더 낫다는 것은 말할 필요도 없다.

나는 자연농법(自然農法)을 실천하고 있는 사람들을 잘 알고 있는데, 그들 대부분은 재래종에서 채종한 채소를 기르고 있다. 이런 쌀이나 채소는 슈퍼마켓은 물론 일반 소매점에서는 좀처럼 구하기 힘들지만 인터넷으로 검색하면 찾을 수 있다. 옛날에는 당연히 이런 것을 먹었다.

쌀은 개인적으로는 자연농법으로 재배하는 '사사니시키' 현미 혹은 그 이전의 품종을 선택하기 바란다. 고시히카리 최초의 품종은 '사사니시키'와 다르지 않지만, 그 후의 품종은 방사선을 쬐는 바람에 개량(이라기보다는 개악)된 품종이 많다. 유전자가 손상을 입어 당도가 비정상적으로 증가되었기 때문에 이것을 백미로 만들면 거의 설탕이나 다름없다. 예전의 쌀은 맛이 좀 더 깔끔하고 당도가 낮으며 영양소 함유량이 높은 것이 특징이다.

끈적끈적한 식품은 뛰어난 해독 식품

끈적끈적한 점액질 식품은 건강에 좋다. 끈적끈적한 점액질 식품으로는 낫토가 대표적이며 그 외 참마, 오크라, 장어, 족발, 연골 등을 예로 들 수 있는데, 이들은 무코(muco) 다당류를 함유하고 있다.

저항성 전분(resistant starch)인 무코 다당류는 난소화성이므로, 식이섬유와 비슷한 기능을 한다. 또 면역력 강화, 혈당치 조절, 신진대사 촉진뿐만 아니라 뼈 형성을 촉진하고, 수분을 매개로 조직에 영양 공급을 하는 역할이 뛰어나다.

다당류는 이름 그대로 '당'을 말하는데 반드시 나쁘다고는 할 수 없다. 나쁜 것은 정제한 설탕과 과당이며, 더욱 중요한 점은 당류 섭취의 균형이다. 설탕은 물론 먹지 말아야 하지만 곡류는 과다 섭취하지 않는 것이 중요하며, 그 외 무코 다당류의 섭취를 고려하면서 당류와 탄수화물 총량에 주의해야 한다. 이것이 영양학적으로 중요하다.

그런데 무코 다당류는 단순한 당질과는 형태가 달라 효과가 있다. 식이섬유를 함유하고 있기 때문에 해독력이 있고 면역 조절 효과가 있다. 무코 다당류는 식품으로 말하면 앞에서 예로 든 것 이외에도 아귀, 미꾸라지, 해삼, 자라 등의 미끈미끈한 점액질 계통과 가자미, 넙치, 전복, 굴, 생선 눈알 주변, 상어 지느러미, 제비집 그리고 알로에 속에도 많다.

발효 식품으로 장내 환경을 정비한다

발효 식품이 사람의 장내 환경을 개선하는 데, 효과가 있다는 사실은 암환자뿐만 아니라, 건강에 신경을 쓰는 사람이라면 알고 있는 지식이다.

장내 환경이 개선되면 장 기능이 좋아지고, 효율적으로 소화 흡수가 이루어지며, 몸에 필요한 영양소가 만들어지게 된다. 그러면 식욕도 자연스럽게 억제되어 소식을 해도 힘들지 않다.

발효 식품은 그대로 먹으면 균이 살아 있지만, 열을 가하면 균이 죽어 버리고, 열을 가하지 않아도 위산에 의해서 대부분은 죽어 버린다. 발효 식품이 마치 의미 없는 듯 보이지만 사실은 대량의 죽은 균이 장으로 들어가면 아미노산까지 분해되기 때문에 별도로 소화 효소를 사용할 일이 줄어든다.

따라서 소화 효소를 다른 곳에 사용할 수 있기 때문에 건강 효과가 증진된다는 장점도 있다.

대표적인 발효 식품으로는 된장, 간장, 청국장, 절임 식품, 매실장아찌 등의 식품 외에 김치 등을 들 수 있다. 이러한 발효 식품은 외식을 할 때도 비교적 쉽게 먹을 수 있으므로 적극적으로 섭취하는 것이 좋다. 다만 발효 식품의 경우 인공 발효균도 있으므로 잘 살펴보고 선택하자. 또 된장이나 절임 식품은 직접 만들어 보는 것도 좋을 것이다.

식사요법은 체질에 따라 결정한다

암의 식사요법은 현미 채식, '콩참미채어표감'(콩, 참깨, 미역〈해조류〉, 채소, 어패류, 표고버섯〈버섯류〉, 감자류), 당질 제한식, 케토제닉식, 로푸드(raw food), 단식 등 여러 가지가 있다.

일반적으로 암 치료를 위한 식사요법으로는 현미 채식, 매크로 비오틱, '콩참미채어표감' 등의 식사법과 내추럴 하이진(Natural Hygiene, 과일과 야채를 기본으로 하는 식사)이 있다.

하지만 이러한 채식주의적인 식사법만 암 식사요법에 적합한지 여부를 검토할 필요가 있다. 말하자면 그 사람에게 맞는지 여부를 분석해서 결정해야 한다.

앞에서 설명했듯이 암환자가 없었던 아메리칸 인디언과 원주민들이 육식을 많이 했다는 점을 반드시 고려해야 한다. 그들이 먹었던 고기와 생선에는 생체를 구성하기 위한 필수 아미노산과 기름이 들어 있기 때문이다.

이런 점을 봐도 암에 육식이 꼭 나쁘다고 할 수만은 없다. 채식요법을 하는 사람들은 결코 이런 점을 언급하지 않는다.

육식을 하지 않아도 아미노산을 섭취할 수 있다는 사실을 알아야 한다. 암 연구로 유명한 콜린 캠벨(Colin Campbell) 씨는 《무엇을 먹을 것인가(The China Study)》에서 홀푸드 중 녹황색 채소와 콩류에는 필요한 양 만큼의 단백질이 함유되어 있다고 한다.

이처럼 암에 걸린 경우 육식이 좋다거나, 채식이 좋다는 식의 이원론이 아니라 개인 체질에 따라 식사법을 결정해야 한다. 채식이 좋다는 말을 들으면, 그에 따른 '근거'가 없는데도 채식을 고집하는 사람들이 있다. 상태가 좀처럼 개선되지 않을 경우에는 한 번 바꿔

주요 식사법

현미 채식	현미와 채소만 먹는다. 혹은 대부분 이것이 중심인 식사법.
매크로비오틱	식문화를 연구한 사쿠라자와 유키카즈가 제창한 현미와 잡곡, 채소, 해초를 중심으로 한 식사법이다. 정식으로는 현미 채식을 먹는다. 신토불이, 일물전체, 음양조화 등 한의학적인 기본 이념을 내걸고 있다.
내추럴 하이진	신선한 공기와 물, 식사, 충분한 수면과 휴식, 적당한 운동, 햇빛, 스트레스 관리, 이 6가지 원칙하에 인간의 특성은 과일과 채소를 먹도록 되어 있는 과식동물이라고 주장한다. 오전에는 과일을 포함한 생채소를 중심으로 먹고 동물성 단백질은 삼가하며 정제 가공식품은 먹지 않는 것을 원칙으로 한다.
콩참미채어표감	옛날부터 내려온 식사요법이다. 콩, 참깨(씨), 미역(해조류), 채소, 어패류, 표고버섯(버섯류), 감자를 주로 먹는다.
로푸드	채소, 과일을 생으로 먹는 것을 중요시하는 방법론. 열을 가하면 효소의 기능이 떨어지므로 이것을 막는다는 생각에서 비롯된 식사요법이다. 본질적으로는 육류와 생선에도 적용할 수 있지만 현대에는 채소의 효소를 중요시하여 채식 스타일이 되었다.
당질 제한식	포도당과 과당 등의 당류와 당분이 많이 들어 있는 탄수화물 등의 섭취를 삼가하고 당질을 제한하여 케톤체를 만들어 지방을 에너지로 바꾸는 식사요법.
케토제닉식	당질 제한식 중에서도 당질 제한이 특히 엄격하다. 당질을 거의 섭취하지 않는 식사법이므로 슈퍼 당질 제한식이라고도 한다. 케톤체 중심의 체질로 만든다.
MEC식	당질 제한식 중에서도 고기(MEAT), 달걀(EGG), 치즈(CHEESE)를 중심으로 하는 식사요법이다. 한 번에 30회로 충분히 씹는 것을 중시하며, 이 3가지는 배부르게 먹어도 좋다고 한다.
선주민식	충치가 없었던 선주민의 식생활뿐만 아니라 생활방식과 인생관을 모방하려고 하는 개념에 근거한 방법이다. 현대식(설탕, 정제 곡물, 보존식, 식물성 기름)을 섭취하지 않으며 그 외 '문명적 독극물'에 주의한다.

보는 것이 좋다. 결과는 '나았다' '암이 없어졌다'는 것을 전제로 하며, '생존기간이 연장되었다'는 것을 전제로 하지 않는다는 것을 여기서 미리 말해 둔다.

나는 영양 상태 개선이 필요하다고 판단할 경우에는 육식을 권하기도 한다. 암은 개인마다 원인이 다르므로 일률적으로 채식이 좋다거나 육식이 좋다고 말할 수는 없다. 식사요법은 정답이 하나가 아니라는 것을 꼭 기억하기 바란다.

농경 민족형 식사와 수렵 민족형 식사

지금까지 나는 진행 암환자에게 식물의 해독 능력을 고려해서 채식 식사법을 조언하는 경우가 많았다. 하지만 기본적인 식사법은 어디까지나 개인의 체질과 그때의 병 상태에 맞는 것을 먹는 것이라고 생각한다.

뒤에 설명하겠지만 체질은 메타트론(주파수 측정기)으로 측정하면 크게 '농경 민족형'과 '수렵 민족형' 두 가지로 구분된다.

■ 농경 민족형 식사

농경 민족형 체질로 진단을 받은 경우에는 '배출하는' (해독) 식사요법을 주로 하는데, 이는 암 치료뿐만 아니라 아토피 환자에게도 효과적인 경우가 많다.

대표적인 식사법으로는 매크로비오틱, 내추럴 하이진(과일과 야채를 기본으로 하는 식사), 로푸드가 있다. 또 '콩참미채어표감' 식품과 발효 식품이 풍부한 전통 일식도 여기에 속한다.

동물성 식품을 일부 섭취할 경우에는 생선, 달걀, 닭고기(두발짐승) 등을 주로 먹는다.

현미, 채소, 콩은 모두 피토케미컬(phytochemical)과 식이섬유가 풍부하다. 피토케미컬은 식물 속에 들어 있는 항산화물질로 신체 기능에는 직접 관계하지 않지만 암의 위험성을 감소시키는 작용을 한다. 대표적인 것이 폴리페놀이다.

이 식사법으로 바꾸면 신체의 배설 능력이 높아진다.

이 식사법은 '해독'에 적합한 식사법으로 첨가물과 농약을 사용하지 않는 매크로비오틱과 자연식 지향(志向) 식사는 당연히 여기에 속한다.

농경 민족형 식사는 '사회독'이 적다는 장점이 있지만, 한편으로 육류나 어류, 달걀을 거의 섭취하지 않기 때문에 영양 부족이 일어나기 쉽다.

따라서 완전한 채식을 권하지는 않는다. 피부에 탄력이 없고 충치가 생기며 패기가 없고 체온이 떨어질 경우 그리고 정신적으로 심하게 집착하면서 성적 매력이 없고 윤기 없이 푸석푸석해질 경우에는 위험한 신호다.

❷ 수렵 민족형 식사

반대로 수렵형 체질로 진단을 받은 경우에는 '채워 주는' (영양보충) 식사요법을 처방한다.

육류, 생선, 달걀 등의 동물성 식품을 적극적으로 섭취하고, 곡물을 거의 섭취하지 않는 '당질 제한식'이 대표적이다. '선주민식(先住民食)' '케토제닉식' 등의 식사법도 이와 비슷하다.

동물성 식품에는 몸을 만드는 데 필요한 단백질, 지질 외에 미네랄과 비타민도 풍부하다. 암환자 중 수렵 민족형 식사가 맞으면, 당질 제한식에 대량의 비타민C를 조합한 식사법으로 처방하는 경우가 있는데, 나는 비타민C 대량 요법은 권하지 않는다. 여기에는 몇 가지 이유가 있다. 그중 첫 번째는 암을 퇴치하는 방식이 항암제에 가깝기 때문이다.

수렵 민족형 식사는 영양이 풍부하고 당질은 적지만 '사회독'이 많다는 단점이 있다. 오늘날 대기 오염, 토양 오염, 해양 오염이 나날이 진행되어 가고 있는 실정이다. 그런 환경에서 자란 동물이 흡수한 유해 물질을 그 동물의 고기와 함께 섭취하게 되면 위험성이 더욱 높아진다. 특히 먹이 사슬이 위로 갈수록 독이 짙어져서 생체 농축을 일으킬 수도 있다. 따라서 식재료를 선택할 때는 야생 고기처럼 '사회독'이 들어 있지 않은 육류를 고르는 등 세심한 주의가 필요하다.

　방사능이 오염되지 않은 산지의 사슴과 멧돼지 등 야생 고기나 자연산 작은 생선 등을 먹는 것이 좋다. 각각의 장점과 단점을 이해한 후, 단점을 줄이면서 해독(디톡스) 효과가 있는 식재료를 적극적으로 섭취하면 신체가 점점 더 정화된다.

해독에 적합한 식재료

　앞에서 '농경 민족형' 식사는 해독에 적합하다고 설명했다. 그 외에 해독 적합한 다음과 같은 채소와 가공식품을 많이 섭취하면 몸 상태가 더 좋아진다.

●현미

　현미는 비타민과 미네랄이 풍부한 껍질 부분이 남아 있어 해독 작용을 한다. 현미에 들어 있는 이노시톨(Inositol), 오리자놀(oryzanol)은 체내 해독 작용을 담당하는 간의 기능을 강화시키고 방사능 물질의 중화, 해독에도 효과가 있다. 주의해야 할 것은 무농약과 자연농법으로 재배한 것을 선택해야 한다. 현미는 정미 과정을 거치지 않기 때문에 그만큼 잔류 농약과 잔류 화학비료가 몸속으로 그대로 들어가 버리기 쉽기 때문이다.

●율무

강한 해독 작용이 있으며 한약재로 처방되는 '의이인((薏苡仁)' 성분이 풍부하다.

●매실장아찌

햇빛에 말려서 소금에 절인 매실은 예로부터 약효가 뛰어나다고 알려져 있다. 담그는 과정에서 생기는 천연 구연산은 화학 물질과 방사능 물질을 해독시키고 바이러스를 죽이는 살균 작용을 한다는 것이 증명되었다. 매실장아찌를 구입할 경우 가공하지 않은 자연 그대로 절인 것을 구입하되 되도록이면 3년 이상 숙성시킨 것을 고른다.

●단무지

발효 식품 중 유산균은 장내 살균 기능을 조절하는 역할을 한다. 식생활 역사를 읽어 보면 요구르트 같은 유산균 발효 식품보다 단무지가 체질에 맞다. 특히 천일염을 사용해서 햇빛에 말려서 만든 것이 좋다.

● 근채류, 향초류

파, 염교, 생강, 양하 등의 향초류와 참마 등의 근채류는 비타민, 미네랄은 물론 자연 유황이 들어 있어 방사능 물질 해독에도 효과가 있다. 고추냉이도 해독 작용이 강하며, 엽록소가 많이 함유된 자소(紫蘇)도 해독과 항균 작용이 뛰어나다.

마늘은 자양 강장성이 강하고 백혈구 수치를 높여 주는 알리신을 함유하고 있다. 특히 흑마늘은 유황도 함유하고 있어 해독 효과가 뛰어나다.

● 고수

최근 여성을 중심으로 인기 있는 고수는 비소를 비롯한 유해 금속을 체외로 배출시키는 킬레이트(chelate) 작용을 한다고 알려졌다. 똠얌꿍, 월남쌈, 포 등의 태국 요리와 각종 중국 요리에 활용된다. 특유의 맛을 내면서 동시에 해독 작용도 하는 일석이조(一石二鳥)의 식재료다.

● 레몬

강력한 환원 작용을 하는 비타민C를 함유하고 있으며 속껍질째 먹으면 식물 섬유도 풍부하게 섭취할 수 있다. 껍질째 먹으려면 무농약 레몬을 골라야 한다.

● 씨앗류

참깨는 세사민(sesamin) 성분의 효과를 기대할 수 있다. 또 극소량의 미네랄도 많이 들어 있고, 비타민B군과 셀레늄, 마그네슘도 들어 있다.

하루 식사 횟수는 선택한 식사요법에 따라

식사는 하루에 세 번 규칙적으로 먹는 것이 상식처럼 되어 있다. 하지만 선주민들은 고지식하게 항상 세 끼를 먹지는 않았다. 농경시대에도 1일 2식이 일반적이었다.

나는 환자에 따라서 단식을 권하기도 한다. 또 하루 1.5식으로 소식하라고 지도하기도 한다.

그러나 항상 소식을 지도하는 것은 아니다. 영양이 부족하다고 판단할 경우에는 수렵 민족형 식사, 즉 영양 보충형 식사를 처방한다. 영양 보충을 해야 하는 식사는 횟수가 많은 것이 자연스럽다. 한 번에 많이 먹지 못하는 사람은 나누어서 4식, 5식을 하도록 지도하는 경우도 있다.

지금까지의 식생활과 반대로 시도해 보자

중요한 것은 암에 걸린 이유가 '사회독'을 많이 섭취했기 때문인지, 탄수화물을 많이 섭취했기 때문인지, 영양 부족으로 신진대사가 정상적으로 작동하지 못했기 때문인지 그 이유를 판별하기 위해 노력해야 한다. 나는 메타트론으로 측정해서 판별하지만 사실은 메타트론 같은 것이 없어도 판별할 수 있다. 방법은 간단하다. 자신의 식사 방식을 되돌아보고, 지금까지 자신이 해 왔던 것과 반대되는 식사요법을 해보는 것이다.

당질 제한을 하고 있다가 암에 걸렸다면, 농경형 식사요법으로 바꿔 보는 것이 좋다. 매크로비오틱 식사를 했는데, 병에 걸렸다면 당질 제한 식사요법으로 바꿔 보는 것이 좋다. 미국산 쇠고기 스테이크, 불고기, 햄버거, 편의점 도시락을 너무 많이 먹었다고 생각하면 해독 식사요법을 해보기 바란다. 베지테리언(채식주의자)에 가까운 식사를 했다면 고기를 기본으로 한 식사요법으로 바꿔 보자.

일반인들은 메타트론으로 측정하는 편이 이해하기 쉬울 수도 있지만, 이런 것이 없어도 공부해 보면 이해할 수 있다. 간단한 방법과 특정 식사요법을 맹목적으로 따르는 것보다 지금 자신이 왜 암에 걸렸는지 식사 방식에 문제가 있는지를 생각해 보고 원인에 대해 접근해 보자. 지금은 아마추어라도 전문가가 될 정도로 다양하게 배우는 것이 식사요법에서 가장 중요하다.

제5장

제1단계에서 제2단계로

구체적인 방법을 바로 시작하면 해결될까?

지금까지 '사회독', 의료기관의 거짓말, 방사능 그리고 구체적인 식사법에 대해 지적했다. 이러한 문제를 알게 되면 어떻게 하면 좋을지 대책을 세우고 싶을 것이다. 세상의 온갖 대체요법을 주장하는 수많은 책들이 식사의 중요성을 지적하고 있다. 이는 제1단계의 문제를 그만큼 중요하게 생각하기 때문이다. 이런 것이 물론 나쁘지 않다고 생각하지만 독자들은 내가 서문에서 했던 말을 기억해 보기 바란다.

'암이 몸속에 있는 독을 모아 준다'는 것이 내가 하는 근본 치료법의 기본적인 생각이다. 그리고 모든 사람이 빠져 있는 덫, 즉 치료하기 어려운 사람일수록 2단계(자신을 돌아보고 암에 걸린 정신적인 원인을 해결)를 대수롭지 않게 지나친 채, 3단계(구체적인 방법론)에서 해답을 찾으려고 한다고 설명했다.

이 책에서 중요한 부분은 5장과 6장 그리고 마지막 장에 있다. 1장부터 2장까지는 도입에 불과하다. 그리고 3장, 4장, 7장은 3단계(=구체적인 방법론)밖에 없다.

물론 진행 단계가 초기인 암일 경우, 식사법을 개선하고 그 외 보조요법을 실천하기만 해도 치료되는 사례가 종종 있다. 그러나 말기 암의 경우에는 정신적인 원인을 해결하는 단계를 밟지 않으면 극적으로 회복하기는 무척 어렵다. 3단계의 구체적인 방법론에서 해결하려고 좋은 방법을 모두 동원한다고 해도 그것이 해결책이 되지는 않는다.

음식보다도 중요한 것은 뭘까?

세간의 대체요법 책과 인터넷의 암 정보를 찾아보면 그중 상당히 화제가 되는 것이 음식에 대한 내용이다. 영양, 당질 제한식, 단식, 매크로비오틱, 마그네슘, 당분 등에 관한 다양한 책이 서점에 나와 있다. 그것을 실천하기만 하는 것은 그다지 어렵지 않을 것이다.

우리 몸을 만드는 것이 날마다 먹는 식사라고 생각하기 때문에 책에 적혀 있는 식사요법을 실천하면서 살아가는 사람도 있겠지만, 효과가 별로 없다고 하는 사람들이 많다. 도대체 왜 효과가 없을까?

암을 극복한 수많은 환자를 진찰해 본 결과 내가 음식보다 중요시하게 된 것은 자신의 정신이며, 자립성 혹은 자신의 중심축이다.

그리고 왜 암에 걸렸는가 하는 관계성을 이해하는 것이다. 자신의 정신과 육체의 관계, 증상과 정신의 관계, 암이 생긴 장소가 의미하는 것이 무엇인지를 이해하고 자신의 마음속에 숨어 있는 것이 무엇인지, 그것을 먼저 이해할 필요가 있다. 이런 것들을 무시하고 식사법만 말한다면 안타깝게도 효과는 별로 기대할 수 없다.

유행하는 식사법이 있으면 바로 달려드는 마음은 이해하지만, 암에 걸린 이유가 사람마다 다르듯 식사법도 그 사람에게 맞는 방법은 제각각이다. 사람이란 약한 존재이므로 다른 사람이 좋다고 권하면 정신적으로 빠져서 타인의 판단에 의존해 버리는 경향이 있다. 하지만 원인을 파악해서 스스로 자신의 길을 결정하게 되면 남들에게 어떤 비판을 받든지 자신에게 맞다고 생각하는 방법으로 행동하게 된다.

이것은 식사법 이외에 대체요법의 경우에도 마찬가지다.

암에 걸린 초기에는 충격을 받아 남들의 의견에 의존하지만 치료를 받으면서 스스로 결정하는 것이 얼마나 중요한지 깨달을 수 있어야 실제로 암을 극복하게 된다.

암 증상이 심각하면 심각할수록 마음이 중요

그래서 중요한 것이 2단계다. 2단계에 대해 다시 자세히 설명하면, 구체적인 방법을 알게 된 뒤 급하게 실천할 것이 아니라 '사람의 몸이란 무엇인가? 질병의 본질은 무엇인가? 인체의 시스템이란 무엇인가? 증상이란 무엇인가? 그리고 내 마음과 질병은 어떤 관계가 있는가?'에 대해 모색하고 배워야 한다. 말기 암에서 극적으로 회복한 사람들에게 볼 수 있는 공통된 규칙이 '발상의 전환'이며, 서장에서 설명했듯이 이것을 깨닫는 것이 중요하다.

서장에서 나도 세 번째 단계에 해당하는 구체적인 방법을 사용한다고 말했다. 만약 당신이 책을 다시 읽게 된다면 5장, 6장과 마지막 장은 반드시 다시 읽어 주기 바란다. 암 치료를 위해서는 두 번째 단계가 정말 중요하다. 이것은 한의학에서 말하는 심신일여, 즉 육체와 정신은 하나라는 말과 연결된다.

몸이 물질이라고 한다면 첫 번째 단계와 세 번째 단계에 해당하며, 마음은 두 번째 단계에 해당한다. 암 증상이 심각하면 심각할수록 사실은 마음이 몸보다 중요하며, 이런 생각에 도움을 주는 것이 우쓰미식 근본 치료법이다.

증상과 질병이란 무엇인가?

그러면 우선, 질병과 증상의 의미에 대해 생각해 보자.

내가 환자와 대화를 할 때 반복해서 설명하는 것들 중 하나가 '증상'에 대한 의미다. 그런데 대부분의 일반인들이 자주 오해하고 계속 착각을 일으킨다. 병원에서 질병을 고쳤다고 반박하는 사람이 가끔 있는데, 일반적으로 여러분 대부분이 많은 병원에서 받고 있거나 받았다고 생각하는 질병을 치료하는 행위는 지금 당신이 느끼는 불편한 상황(열이 있거나, 머리가 아프거나, 배가 아프거나, 현기증이 일어나는 상황 등)을 억눌러서 불쾌함을 느끼지 않고 생활할 수 있게 되는 상태로 마비시키는 것을 주된 내용으로 하고 있을 뿐이다. 병원에서는 증상을 억제할 뿐이며 치료하는 것이 아니다. 실제로 병을 낫게 하는 것은 당신 몸의 치유력이다.

다양한 증상과 검사 소견에 대해 눈앞에 보이는 증상만을 마비시키는 치료를 대증요법이라고 한다. 말 자체는 나쁘지만 임시방편이라고도 할 수 있는 대증요법이 많은 병원에서 행해지고 있는 치료 행위다.

현대 서양의학에서 치료 행위의 근간이 되는 것은 대증요법이라고 단언할 수 있다. 병을 근본적으로 치료하는 것이 아닌 대증요법에 다양한 폐해가 나타나고 있다는 것은 많이 알려진 사살이다. 대증요법에 의존하면 병의 원인에 관심을 가지지 않아 임시방편에 머무르게 되고, 따라서 병의 원인을 해결하지 못하므로 나중에 병이 악화된다. 모든 질병이 이런 식이다.

증상이 의미하는 것

우리는 증상의 의미에 대해 진지하게 생각할 필요가 있다.

예를 들어 발열이나 설사는 많은 사람들이 경험한 적이 있는 대표적인 불쾌 증상이다. 인간의 몸은 아무런 의미 없이 발열이나 설사 증상을 보이지는 않는다. 몸 안으로 들어온 바이러스나 세균을 죽이거나 제거하기 위한 방어적인 반응의 결과가 발열 또는 설사라는 증상으로 나타난다. 즉 증상이란 몸을 치유하기 위한 행위의 결과이며, 그 증상을 쉽게 지워서는 안 되는데, 지우기 때문에 결국 최악의 상태에 빠져 버리는 것이다.

증상은 크게 두 가지로 나뉜다.

몸을 고치려고 밖으로 드러나는 증상인가? 아니면 저항력 혹은 치유력이 문제가 되는 원인에 패배해서 압도당한 증상인가?

예를 들어 감염증의 열, 기침, 천명(喘鳴), 위장염으로 인한 설사, 피부염, 두드러기 등 몸속에서 밖으로 증상이 드러나는 것, 그리고 관절염이나 통증으로 인한 염증은 전자에 속한다. 이런 증상은 쉽게 지워서는 안 된다. 염증이란 혈액 과잉으로 붉어진 상태로써 국소 염증 반응을 개선시키기 위해 나타난 증상이며, 진통제는 혈류를 차단하기 위한 약이라는 것이 약리학적 기전이다. 따라서 진통제는 결국 병을 낫게 하는 것이 아니라 사람의 자연치유력을 방해하는 것이다. 게다가 진통제 중독이 될 수도 있다.

그런데 병세가 진행되면 이상 증상이 나타난다. 대표적으로 위험한 증상은 아이의 의식 장애가 나타나며, 그중 상당수는 면역 기능이 감염증을 이기지 못해 탈수와 미네랄 부족이 나타난 상태다. 이런 증상을 지우면 안 된다는 것이 아니라 응급구조로 신속하게 대처하면 된다. 이럴 때는 대증요법, 즉 응급의학이 도움이 된다.

이런 증상이 무슨 뜻인지 알면, 이 세상에서 병에 걸린 사람의 절반 이상은 쓸데없고 유해한 치료에 시달리고 있다는 것을 알 수 있다. 당신에게 나타난 증상이 우선 의사가 그 증상을 지워야 하는 것인지 그것부터 생각하는 것이 진정한 치유의 첫 걸음이다.

암이라는 병명의 거짓말

제1장에서 말한 바와 같이 암의 원인이 유전이라는 거짓말, 선주민과 야생 동물은 암에 걸리지 않았다는 사실, 게다가 암이 급증하고 있는 상황 그리고 암세포 무한증식설의 거짓말을 다시 떠올려 보자. 왜 말기 암환자가 존재하는 걸까?

나는 앞에서 '암은 몸 안에 있는 독을 몰아주는' 존재라고 말했다. 암이 '사회독'을 일정한 장소에 몰아주는 역할을 하므로, 바로 그 장소를 해소시키면 된다고 생각한다.

그러면 왜 우리는 국소 암에 걸리는 걸까. 현재 암은 급증하고 있다. 몸속에 '독'과 '찌꺼기'가 쌓이면 암은 이것을 한곳에 격리시켜 둔다. 그런데 왜 거의 대부분 암이 한 장소에 생기는 걸까. 이 수수 께끼를 푸는 데, 우쓰미식 근본 치료법으로 생각해 보자. 다발성 암 이 쉽게 생기지 않는 것은 환자 자신이 독이나 찌꺼기를 모으는 장 소를 선택하기 때문이며 여기에 주파수가 관계한다. 자세한 것은 뒤에 설명한다.

낫지 않는 사람들의 공통점

다음으로 명심해야 할 것은 암이 낫지 않는 사람들의 특징이다. 우선 낫지 않는 사람들의 거의 대부분은 "병을 어떻게 치료해야 할 까요?"라고 묻는다. 이렇게 말하는 것이 왜 낫지 않는 이유가 될까. 독자 여러분은 예전에는 학교에서 배울 때 "모르는 것이 있으면 물 어봐?"라고 들었을 것이다. 그래서 질문하거나 전문가에게 듣는 것 은 노력하는 모습이고 미덕이라고 생각했다.

물론 처음 암 진단을 받고 놀란 상태에는 어쩔 수 없이 이런 질 문을 하게 된다. 그 결과 의사의 치료에 따라가다 보니 나은 것처럼 보이는 경우도 있을 것이다. 하지만 온 세상에 넘쳐나는 암 난민들 이 이런 질문을 반복한다는 데 문제가 있다. 이런 자세로는 암을 극 적으로 회복할 기회를 가지기 어렵다.

이런 식으로 '전문가에게 하는 질문'에 내포되어 있는 마음 이면에는 도구(식사요법, 건강식품, 물, 디톡스, 단식 등)에 의지하고 의사에게 맡기겠다는 마음이 깔려 있는 것이 현실이다. 질문하는 행위가 사실은 '의존'하는 마음 때문이라는 사실을 깨닫고 있는지 여부가 상당히 중요하다.

'의사에게 치료 받는다'고 생각하고 의사의 말을 듣기만 하는 사람은 좀처럼 낫기 힘들다. 의사가 무엇이든지 가르쳐 주고 있다고 생각하면 환자 본인은 의존하는 마음이 되어 스스로 생각하는 힘이 없어진다. 그 결과 의사에게 치료법이 없다는 말을 들으면 한없이 절망하게 된다. 그러나 병이 나을지 여부를 결정하는 것은 의사가 아니라 환자 자신이다.

말기 암에서 극적으로 회복한 사람은 자신의 몸은 자신이 가장 잘 알고 있다는 것을 깨달았던 사람이다. 암을 치료한 사람에게 공통적인 특징은 의존심을 버리고 스스로 부지런히 조사해서, 전문가가 하는 말이 맞는지 자신이 조사한 것과 비교해서 맞춰본다는 식으로 생각하는 사람이다.

질병을 치료하기 위해서는 병명을 버리고 원인에 접근할 것, 자신만이 병을 고칠 수 있다고 생각하고 다양한 방면으로 배울 것, 의료업계와 식품업계 그리고 사회의 이면에 이르기까지 다양하게 이해할 것, 그리고 모든 측면에서 지금까지 자신이 지닌 가치관을 부정해 보고 자신을 직시하면서 발상을 전환해 보는 것이 필요하다.

그렇게 하면 비로소 진정한 의미에서의 자립심과 자기긍정이라는 상황이 만들어진다.

이러한 역발상을 할 수 있어야 비로소 식사요법을 비롯한 도구가 효과를 발휘한다.

충고라는 행위의 어리석음

이 책을 읽고 있는 당신이 만약 의사에게 의존하지 않고 암을 치료하기로 결심했다고 하자. 그때 당신이 선택한 방법을 당신의 가까운 사람, 예를 들어 가족이나 친구가 완강하게 반대할 수 있다. '서양의학이 가진 권위로부터 이탈하게 되는 불안' 그리고 '자기 방식에 확신을 가지지 못하는 불안' 때문에 반대할 수도 있지만, 이와 달리 '자신이 알고 있는 대체요법(식사요법)이나 방법론과 다르기 때문'에 가지게 되는 불안으로 반대하는 경우도 있다. 실제로 가족의 반대에 부딪혀 자신이 좋다고 생각한 치료에 확신을 가지지 못하고 포기하는 사람들을 많이 봐왔다. 의존하는 마음을 버리기가 얼마나 어려울까.

이 책을 읽고 있는 당신의 가족이나 친한 친구가 암에 걸렸다면 아마 당신도 치료하는 데 어떻게든 도움을 주고 싶은 마음에 '이렇게 해 보는 것이 좋아' '이런 건 안 하는 게 좋지' '서양의학으로 치료하는 건 위험해' '이런 대체요법이 정말 대단해'라는 등 자신이 알고 있는 모든 정보를 가르쳐 주고 싶을 것이다.

하지만 내 경험에 의하면 좋은 일이라고 생각했던 행동이 자칫 '가치관의 강요'가 되어 버려 상대방에게 마이너스가 되는 경우가 간혹 있다. 왜냐하면 주위에서 흘려듣고 하게 된 치료는 환자 본인의 의사가 아니기 때문이다. 환자 스스로 조사해서 납득하고 충분히 이해하는 것이 중요하다.

만약 당신과 가까운 사람이 암에 걸렸다면 결코 '가치관을 강요하지 말고' 환자 자신이 생각할 수 있게 도와주기 바란다. 그 사람이 당신에게 소중한 사람이고, 진심으로 어떻게든 도와주고 싶다고 생각한다면, 당신이 좋다고 생각하는 치료법에 대해 몇 시간이라도 시간을 들여서 상대방과 대화를 나누면서 이야기를 충분히 들어보기 바란다. 그리고 꼭 도우고 싶다면 무릎을 꿇고서라도 상대방을 설득할 것이 아니라 이해하도록 만들어 보자. 조금이라도 귀찮다는 생각이 든다면 그와 상담하는 것을 그만두어야 한다.

아는 척 하면서 무의식적으로 다른 사람을 통제하려고 하지 말고 진심으로 대화를 주고받으면서 마음을 터놓고 진심으로 부딪쳐야 환자 본인이 진심으로 이해할 수 있다. 이것이 오로지 부모, 가족, 자녀, 친구에게 내가 하고 싶은 말이다. 이런 부분은 의사가 할 수 있는 일이 아니고, 해서도 안 되는 일이다.

질병이라는 것은 인생에서 하나의 전환점이며, 더욱이 그것이 암이라면 목숨까지도 좌우되는 문제다. 그래서 중요한 것은 구체적인 방법론을 생각하기 전에 본인의 이해와 선택 그리고 진정한 인간관계가 중요하다는 것을 다시 한 번 염두에 두었으면 한다.

의사에게 외면당한 암을 치료할 수 있는 '자각'이란?

당신이 만약 진정한 의미에서 병이 낫기를 원하고 '자각'하면 병은 낫는다. 그것이 후술하는 양자의학의 기본 개념이다. 양자의학이란 자신의 주파수가 질병을 만들어 낸다고 전제한다. 자신의 주파수가 변하면 질병은 사라진다는 개념이기 때문에 현대의 상식으로는 오컬트(occult, 신비적 · 초자연적 현상)처럼 보일 수도 있다. 그러나 여기서 말하는 '자각'이라는 것이 성가시게 느껴질 수 있다.

'자각'이라는 것은 쉽게 말하면 '의존하는 마음을 버리는 것'이다. 그런데 자신이 얼마나 의존심이 강한지 스스로 깨닫기란 매우 어려운 일이다. 대부분의 사람은 '아니야, 나는 의존심 같은 건 없어'라고 생각할지도 모른다.

하지만 적어도 '의사가 치료해 줬으면 한다'는 생각은 좀처럼 버리지 못하는 듯하다. 그래서 효과가 없을지도 모른다고 내심 생각하면서도 지푸라기라도 잡는 심정으로 항암제 치료를 받게 된다. 그리고 "치료는 더 이상 하지 않습니다"라는 말을 들으면 그럴 수밖에 없다고 믿어 버린다.

지금 하는 일을 그만둘 정도로 결단력 있게 행동하는 사람은 정말 병이 낫는다. 일하면서 암을 치료하겠다고 생각하지만 결국 암으로 죽어 버리면 죄다 잃게 되는 것이다. 그런데도 여전히 주변의 눈을 의식하는 사람은 결국 치료하지 못하는 경우가 많다. 이렇게 다른 사람의 눈을 의식해서 자신의 생각대로 행동하지 못하는 것도 의존 전문가인 내 입장에서 보면 역시 일종의 의존심 때문이다. 이런 사실을 알게 되면 의사에게 외면당한 암이라도 나을 가능성이 있다.

자각이 싹트는 타이밍은 사람마다 다르다. 나는 수술을 거의 추천하지 않고 긴급한 경우에만 수술하는데, 간혹 수술을 계기로 자각하게 되는 사람이 있다. '자각'이라는 좋은 방향으로 바꾸게 되면, 암에 걸린 것은 지금까지 자신이 생활해 온 방식에 그 원인이 있다는 것을 자각하게 되면서 자신이 이 병에 걸린 이유를 이해하게 된다. 그러면 환자에게 왜 질병이 생기게 된 것인지 그 깊숙한 영역으로 들어가 보자.

제6장

우쓰미식 근본 치료의 기초

양자의학, 양자 역학이란 무엇인가?

지금부터 내가 연구하고 있는 양자의학과 우쓰미식 근본 치료에 대해 살펴보자.

'양자의학'이란 말은 임시 용어이며 체계화된 것은 현재 교과서에 나오지 않는다. 인터넷에서 검색해도 다른 사람의 이름이 약간 나오고, 내 이름이 상당히 많이 나올 것이다. 일부 출판된 양자의학 관련 책도 기본 개념을 저자가 이해하지 못한 경우가 많다. 즉 양자의학이라고 해도 그럴싸한 말뿐이고 의미가 틀렸거나 허접한 말이 잔뜩 섞여 있다.

양자의학이라고 하면 왠지 허풍스럽고 수상쩍게 생각하겠지만, 양자의학은 양자 역학 또는 정신과학(심리학)을 응용한 것으로, 본래 오컬트와는 상관없는 개념이다. 일본은 유럽에 비해 연구가 뒤처져 있지만, 특히 앞서가는 유럽에서는 수많은 연구기관이 있어 의사와 물리학자가 공동으로 연구하고 국비를 지원받는 분야다.

양자의학의 기초인 양자 역학이란?

양자의학이라는 카테고리에 대해 언급하려면 아무래도 양자 역학에 대해 알아 둘 필요가 있다. 하지만 물리학자가 아닌 사람이 배운다고 한들 이해하는 데, 한계가 있고 의료 분야에서는 물리학이 중요하지도 않다. 나도 마찬가지 입장이므로 물리학자처럼 자세하게 알지는 못한다. 양자 역학을 배우면 알게 되겠지만 원래 양자라는 개념 자체가 가설적인 개념이며 양자 역학은 아직 가설적인 측면이 많다. 따라서 이것을 그대로 의학에 적용하는 것이 무리가 있는 것도 사실이다.

그러면 왜 파동의학이나 양자의학이라는 용어를 사용할까? 그것은 양자 역학의 가설과 여기서 도출되는 사회의 보편적인 법칙을 임상과 실용 학문에 적용시켜 보면 그대로 부합한다는 것을 관찰할 수 있기 때문이다.

즉 나처럼 환자들을 치료하다 보면 지금까지의 과학으로는 설명할 수 없는 이상한 일이 자주 일어나는데, 그것을 설명할 수 있는 이론이 양자 역학적인 발상 외에는 존재하지 않기 때문이다.

양자 역학적 발상을 의학에 응용할 때 크게 나누면 다음의 3가지 개념을 사용한다.

① 주파수가 모든 것에 영향을 미친다.
② 주파수가 같으면 닮은꼴(fractal)이 된다.
③ 주파수에 역위상을 가하면 사라진다.

이들을 좀 더 관찰해 보자.

양자의학의 기본

양자의학이란 양자 역학의 기본 개념 중 앞의 ①, ②, ③에 착안한 것으로, 특히 지표로써 주파수(=파장)에 착안한 의학 체계다. 우리의 몸과 정신, 지구에 있는 여러 가지 물질과 물체, 공기 중에 있는 것은 모두 고유의 주파수를 가지고 있다. 이것은 과학적으로 반복 관찰할 수 있다고 입증된 것이다.

이 영역을 살펴보면 테라 헤르츠파(Terahertz Wave)라든가, 528헤르츠 등이 자주 주목받고 있는 것처럼 보이는데, 이는 단순한 초보 단계에 불과하다. 고대의학과 마찬가지로 진짜 양자의학은 사람마다 나쁜 몸 상태를 바로 잡는 주파수가 각각 다르다고 생각하고 모두 개별적으로 대응한다.

우리가 가지고 있는 모든 주파수는 주변에 영향을 미쳐서 인체에 영향을 준다. 그리고 주파수가 같으면 닮은꼴이 된다는 것이 실험으로도 증명되었다. 이를 프랙털(fractal) 이론이라고 하며 고유 주파수가 같으면 물질은 닮은꼴이 된다고 한다. 즉 작은 구조가 전체 구조와 비슷한 형태로 끝없이 되풀이되는 구조를 말하는데, 예를 들어 수도에서 떨어지는 물에 어떤 주파수를 가하면 나선형이 된다는 것이다. 이는 마술도 사기도 아니고, 여러분도 조건이 갖추어지면 실험할 수 있다. 우리는 항상 주파수의 영향을 받고 있다.

주파수가 어디까지 작용하고 어디에 작용하는지를 대충 알아 봤는데, 거시적 차원에서 작용하는 것은 아니라는 것을 알 수 있다. 물에 고맙다고 쓰면 물의 모양이 바뀐다거나, 끌어당김의 법칙 같은 것도 들어본 적 있겠지만 이것도 초보 단계에 불과하다. 가설도 많이 있지만 중요한 것은 우선 현대 과학으로는 설명할 수 없는 현상이 실제로 일어나고 있다는 사실이다.

본래는 결과로 말하는 것이 과학의 첫걸음이다. 그런데 이 양자의학은 누구나 익힐 수 있는 기술이며, 그 유일무이한 조건은 지금까지의 상식을 버리고 배워 보는 것, 그리고 직접 해보는 것이다.

이 주파수에 역위상(逆位相)을 가하면 사라진다.

실생활에서 사용되고 있는 기술이며 가장 유명한 것은 잡음 노이즈를 제거하는 기술이다. 이것을 '잡음 제거(Noise Cancel)의 법칙'이라고 하는데, 이것 또한 모든 사물에 적용할 수 있다. 양자의학은 이점에 착안하여 우리의 정신이 만들어 내는 주파수와 질병(이 경우에는 암)이 가지고 있는 주파수에 착안해서 그것을 역위상으로 반전시키는데, 이렇게 함으로써 잡음이 사라지듯이 암이 사라진다는 개념을 응용하는 것이다.

주파수 그림

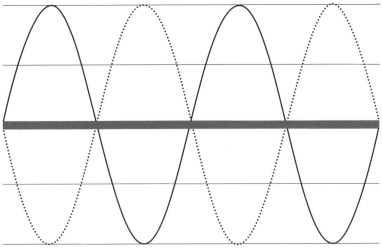

※합치면 파동이 사라진다

주파수의 구조

양자의학과 고대의학의 관계

기기와 양자의학은 다르지만 기계화되어 있는 것도 있다. 러시아에서는 몇 가지 기기와 치료법이 연구되어 있으며 독일, 영국, 미국 등에서도 마찬가지다. NASA가 연구에 개입하고 있는 것도 있고 러시아 정신물리학연구소가 연구하는 것도 있다.

그러면 양자의학이라는 장르는 유럽이 앞서가는가 하면 그렇지 않다. 양자의학에 대해 알아보면 알 수 있지만, 이는 결국 고대의학(한의학, 동종요법(homeopathy, 同種療法), 요가, 아유르베다(Ayurveda), 티베트의학 외 다수)을 재탕한 것에 불과하다.

따라서 용어는 뭐라고 하든 괜찮다. 파동의학이라고 하든, 양자의학이라고 하든, 고대의학이라고 하든, 말의 의미는 다르지만 결국 거의 같은 것에 대해 말하고 있다. 양자 역학을 제대로 배우면 이해할 수 있으므로, 양자의학이 재검토되고 있는 것이다.

하지만 함정이 있다. 현재 고대의학을 실천하는 사람들이 양자의학을 이해하지 못한다는 문제가 있다. 예를 들어 일본에 동양 의학자가 많이 있지만 양자의학이라는 것을 대부분 이해하지 못한다. 양자라고 하면 주파수 정도만 알고 있고, 한의학도 암기를 기본으로 하는 학문이 되어 버렸다.

양자의학은 물리적인 측면도 있지만, 그 외의 측면이 중요하다. 그 외의 측면이란 정신학, 심리학, 가족심리학, 심층심리학을 말한다. 양자의학을 이해하려고 하면 양자 역학뿐만 아니라 고대의학과 정신과학(기존 정신의학이 아님)을 배워서 이론을 기억하고, 동시에 실천하지 않으면 불가능하다.

양자의학적인 요소가 많은 치료법으로는 동종요법과 내가 배운 키네시올로지(kinesiology) 및 터치 포 헬스(Touch for Health) 등이 있다. 키네시올로지는 원래 카이로프랙틱(chiropractic)에서 파생되었으며, 수기요법의 측면이 강하다. 이런 것들의 효과가 플라세보 효과(위약 효과)와 다르다는 것은 현장에서 해보면 단번에 알 수 있을 정도로 분명하지만 현대의학을 믿는 사람들에게는 맹목적으로 부정당하고 있는 실정이다.

하지만 만일 부정론자들이 말하는 것처럼 그 효과가 플라세보 효과에 불과했다고 하더라도, 결과가 나오는 이상 나는 그것으로 만족한다. 궁극을 말하자면 양자 역학이든 양자의학이든 임시방편이든 상관없다. 더 많은 사람들이 병이 낫는 것을 목적으로 하기 때문이다. 게다가 현대의학은 기대 이하의 효과를 보여주고 있다.

문제의 본질은 인간의 몸에 대해서 아직 모르는 것이 많다는 것, 양자의학적인 접근으로 병이 개선되고 있는 사람이 많다는 것, 고대의학이 고대인들의 지식 집약체라는 것 그리고 실용 학문으로써 결과가 도출되는지 여부에 있다. 이런 점을 파악해 두지 않으면 향후 대체요법도 개념으로만 치달아 서양의학처럼 함정에 빠질 것이 분명하다.

스트레스라는 거짓말

'왜 암을 앓게 되었을까' 이런 생각의 중요성을 나는 계속 언급해 왔다. 우쓰미식 근본 치료에서는 암에 걸리게 된 원인을 물질뿐만 아니라 정신적으로 이해하는 것이 가장 중요하기 때문이다. 그런데 이때 '정신'이란 스트레스와는 무관한 문제다. 많은 사람들은 정신 적이라는 말을 들으면 스트레스가 암을 만들기 때문에 스트레스를 피하고 편안한 생활을 한다든가, 싫어하는 일을 피한다는 식으로 생각하는 듯하다.

스트레스 사회라는 말까지 유행하고 있는 실정인데, 이 스트레 스라는 것만큼 악랄한 거짓말을 찾기 어렵다고 생각한다. 의학계의 거짓말을 조금 알게 되면 이해하겠지만, 이 스트레스 이론은 세계 최대의 사기이며 동시에 그것을 부르짖는 심리학자, 자칭 '마음의 전문가', 치료사, 상담전문가가 끊임없이 거기에 속고 있다. 하지만 양자의학과 우쓰미식은 정신이 중요하다고 말한다. 정확하게 말하 면 이렇게 말할 수 있다.

"암이 스트레스와는 관계없지만 당신의 정신과는 상당한 관계가 있다."

우선 스트레스 사회의 거짓말에 대해 살펴보자.

현대 사회는 온통 스트레스를 받는 생활뿐이라고 말한다. 그런데 태평양 전쟁 당시의 노인과 현대사회의 사람들과 비교해서 어느 쪽이 스트레스가 많을까?

그리고 아프리카, 세르비아, 아프간, 시리아, 팔레스타인 사람들과 일반적으로 삶이 곤궁하거나 억압받거나 일상적으로 생명이 위험한 곳의 사람들을 비교하면 어느 쪽이 더 스트레스를 받는지 누군가 나에게 말해 주었으면 한다.

아무리 생각해도 스트레스를 받는 쪽은 전자에 속하는 사람들일 것이다.

그런데 실제로는 그런 힘든 환경에 놓여 있는 사람들보다 현대인이 유병률도 높고 약을 과도하게 투여하는 비율도 높다. 스트레스 사회라는 말로 최대의 혜택을 받는 업계가 어느 곳일지 냉정하게 생각해 보면 알 수 있을 것이다. 이러한 스트레스 이론이야말로 현대인을 노예로 만들기 위해 의학계가 생각해 낸 가장 흉악한 덫이 아닐까.

그러면 암이 스트레스와는 관계없는데 왜 당신의 정신과는 상당한 관계가 있는 걸까. 그 스트레스라는 것을 낱낱이 파헤쳐 보자. 정리해고, 상사의 괴롭힘, 부부나 가족 간의 불화, 부채, 욕설, 무시, 연애 문제, 사업 경영, 진로 등의 문제가 대부분이다. 미지근한 사회라고 할 수 있는 오늘날의 살아가는 사람들에게 이런 것들은 스트레스일지도 모른다. 그러나 다른 더 큰 문제를 가진 옛날 사람들은 그보다 더 큰 스트레스에도 대처해 왔다.

구조조정으로 해고당한 경우에도, 새로운 길을 찾고 있는 사람들은 병에 걸리지 않는다. 결국 중요한 것은 스트레스가 아니라 나 자신이라는 것을 깨닫게 된다. 스트레스 이론의 거짓말이란, 우리 주변의 스트레스가 아니라 사회 실정에 약한 나, 중심축이 없는 나, 생각할 힘이 없는 나, 의존하고 있는 나이며, '스트레스에 약한 나'이다. 전문 용어로 말하면 '스트레스 내성'이라고 한다.

스트레스 내성이란 존재하지 않음을 직시할 수 있다면 암을 치료할 기회는 매우 많아진다. 그러나 앞에서 언급한 문제가 스트레스 때문이라고 평계를 대면 암을 치료할 기회는 많이 없어진다.

우쓰미식 근본 치료란?

암을 앓게 되는 최대의 물질적 원인은 '사회독'이라고 앞에서 언급했다. 그런데 '사회독'을 늘 섭취하고 있는데도 암을 앓지 않는 사람이 많다. 반대로 건강에 신경을 쓰는 사람이 암에 걸렸다는 말도 자주 듣는다.

'암은 독을 모아 주는 세포'라는 내 생각과 달리, 왜 독이 쌓여도 암에 걸리지 않는 사람이 있을까.

나는 암에 걸리는 것이 그 사람의 생각이나 감정 등 마음 자세에 크게 관계된다고 생각한다. 한의학으로 말하면 심신일여(육체와 정신은 일체)라는 개념을 중요하게 생각하기 때문이다. 즉, 뒤틀린 마음이 뒤틀린 몸, 즉 병을 만든다. 물질적인 '사회독'과 마음에 쌓인 부정적인 에너지가 겹쳐서 암을 일으키는 것이다.

뒤틀린 마음이란 사람마다 제각각이다. 누군가는 오랜 세월 동안 자신의 모든 것을 바쳐서 일을 해 왔던 것이 원인일 수도 있고, 누군가는 가족이나 연애에 관한 미움이나 질투의 감정이 원인일 수도 있다. 혹은 너무 강한 금전 욕구와 승인 욕구 때문일 수도 있다.

우리는 자신에 대해 잘 알고 있는 것 같지만 사실은 제대로 알지 못한다.

게다가 우리는 자신의 부정적인 부분을 보기 꺼려한다. 하지만 오랜 세월 쌓아 온 가치관과 외면해 온 부정적인 감정을 돌이켜보는 것은 지금까지 살아온 자신을 부정하는 셈이 된다. 특히 암을 앓게 되면 정신적으로 궁지에 몰린 절망의 상태가 되므로, 자신을 부정하기란 매우 힘든 일이다.

그러나 당신이 자신의 암을 있는 그대로 받아들이려고 한다면 반드시 자신의 마음속에 숨어 있는 뒤틀린 것이 무엇인지 찾아보기 바란다. 사람마다 마음 깊은 곳에 숨어 있는 정신적인 암의 원인을 찾아내는 것이 우쓰미식 근본 치료법(이하 '우쓰미식'이라 한다)이다.

우쓰미식과 음양의 법칙의 관계

우쓰미식 치료법의 기본은 한의학 사상일 수도 있다. 내가 처음 배운 것이 한의학이기 때문이다. 또 도중에 키네시올로지와 터치 포 헬스를 배운 것과도 관련된다. 여기에 언어의학이라는 특수 분야까지 통합해서 독창적으로 체계화한 것이 우쓰미식이다. 또 우쓰미식은 인간관계를 이해하게 되면서 그 근저에 있는 암의 주요 원인과 대처법에 접근하는 치료법이다. 이것은 한의학이라기보다 심리학에 가깝다.

현재의 인간관계, 감정, 오늘날의 사회 문제뿐만 아니라 오래된 트라우마, 부모 혹은 부부 간의 관계, 유소년기의 소망 등 마음 깊은 곳에 있는 수수께끼를 풀지 못하면 암이 치유될 확률은 떨어진다. 달리 말하면 암을 일으킨 정신적인 원인을 알게 되면 치료 효과를 한층 높일 수 있고, 환자 자신이 원인을 알아서 스스로 고치겠다고 결정하는 데 도움이 된다는 뜻이다.

한의학의 첫 번째 법칙은 음양의 법칙이다. 음양의 법칙이라고 하면 태양과 달의 관계 정도로만 생각하는 사람이 많은데, 우쓰미식에서 말하는 음양의 법칙은 더 근원적인 내용을 담고 있다.

"음이 극에 달하면 양이 되고 양이 극에 달하면 음이 된다."

이는 음양의 법칙에 자주 나오는 말로써, 치료할 때 자주 적용해 볼 수 있는 법칙이다.

궁지에 몰리는 심정으로 절망의 끝자락에 서면 새로운 마음으로 시작할 수 있고, 그것이 치유에 대한 희망으로 이어지는 사례는 현장에서 흔히 볼 수 있다. 또 제1장에서 언급했던 '사회독'이 만들어지는 구조를 이해하게 되면, 아무런 생각 없이 그런 것들을 먹고 있던 자신의 어리석음을 되새기게 된다. 지금까지의 자신이 얼마나 무감각했던가를 깨닫는 순간부터 자신의 몸이 개선되기 시작하는 것이다.

진정한 원인이 무엇인지는 사람에 따라 케이스가 다양하다. 음이 극에 달하면 양이 된다는 말처럼 마음의 뒤틀림을 제거하고 진정한 의미에서 자기 긍정과 치유력을 얻기 위해서는 이처럼 자신에 대한 절망과 완전한 자기 부정이라는 과정을 거쳐야 한다.

이와 반대로 자신을 되돌아보는 과정을 거치지 않은 채 억지로 긍정적인 생각을 하면서 밝게 행동하려고 하거나 식사요법에 매달린다면 계속해서 자신의 마음을 속이는 결과가 된다. 따라서 마음 깊은 곳에 있는 원인과 불안감은 세월이 지나도 사라지지 않는다.

암의 경우에는 시한부 3개월이라는 선고를 받아도 의식이나 생각은 유지할 수 있다. 나의 임상 경험에 따르면, 발상을 전환하면 몸의 치유력이 향상되므로 암은 충분히 치료될 수 있다.

음양의 법칙의 응용

이 음양의 법칙은 자신의 마음속 뒤틀림을 찾아내는 데도 적용할 수 있다.

예를 들어, 성공을 목표로 오로지 돈을 벌기 위해서 발버둥치면 오히려 불행에 빠지기 쉽다. 당신이 어떤 일을 잘하려고 하면 할수록 더 나빠지는 경우가 종종 있다. 만약 당신이 좋다고 믿는 것을 '양(陽)'이라고 한다면, 당신이 '양'을 목표로 하면 할수록 '음(陰)'이 뒤에서 조용히 다가오고 있다는 뜻이다. 이 말은 행복하려고 노력하면서도 사실은 스스로 불행을 초래하는 꼴이 된다. 어떤가? 짐작되는 일이 없는가?

예를 들어 '이 일을 원한다!'라든지 '정말 결혼하고 싶어!'라는 소망이 있다고 하자. 하지만 일도 결혼도 뜻대로 되지 않는 경우가 종종 있다. 초조하게 생각하면 할수록 멀어져 가는 것이다. 이런 경험은 누구나 해보았을 것이다. 어차피 세상사가 내 뜻대로 되지 않는다고 스스로 자신을 위로하지만 알고 보면 분명한 이유가 있다. 심리적으로 말하면 사실은 그렇게 되고 싶지 않은 이유가 있거나, 혹은 그렇게 되고 싶은 다른 의도가 있기 때문이다. 취직하고 싶다는 소망도 곰곰이 생각해 보면 다른 의도가 있기 때문이다. 누군가에게 보란 듯이 보여주기 위해서, 부모에게 좋은 모습을 보여주고 싶어서 혹은 인정받고 싶어서 등등 일일이 열거하면 끝이 없을 정도다. 일이든 결혼이든 겉으로만 원할 뿐 속마음을 들여다보면 사실은 다른 의도를 가지고 있다.

이것은 뒤틀린 심층 심리에서 발생한다.

암에 걸리게 된 심리적 원인을 찾아보면 이와 같은 자신의 뒤틀린 심층 심리에 이르는 경우가 있다. 가능하면 외면하고 싶은 자신의 뒤틀린 일면을 직시하기란 상당히 힘든 일이다. 하지만 음이 극에 달하면 양이 된다는 것을 믿고 반드시 극복하기 바란다.

감정에도 주파수가 존재한다

암에 걸리게 된 심리적 원인을 찾는 우쓰미식 치료법의 구체적인 방법을 언급하기 전에 개념 한 가지를 소개한다.

우리의 몸이나 지구에 있는 다양한 물질과 물체, 공기 중에 있는 것은 모두 고유의 주파수를 가지고 있다. 바이러스와 세균에도 고유의 주파수가 있다. 주목할 것은 물질뿐만 아니라 감정과 생각에도 주파수가 있다는 것이다.

한의학으로 자세히 분석하기 전에 참고로 고대 인도철학과 전통의학(傳統醫學)에 근거한 '차크라(cakra)'에 다음과 같은 주파수의 개념이 있다.

● 제1차크라(물라다라) - 꼬리뼈, 기저(基底), 항문과 성기 사이

　396Hz - 죄, 트라우마, 공포에서 해방

● 제2차크라(스바디스타나) - 단전(배꼽 아래 약 00센티미터)

　417Hz - 부정적인 상황에서 회복, 모습이 달라지기 시작함

● 제3차크라(마니푸라) - 명치

　528Hz - 이상적으로 변환, 기적, 세포의 회복

● 제4차크라(아나하타) - 가슴의 중앙

　639Hz - 타인과의 연결, 관계의 복구

● 제5차크라(비슈다) - 결후(結喉) 아래, 쇄골과 쇄골 사이

　741Hz - 표현력 향상, 문제 해결

● 제6차크라(아주나) - 이마의 중앙, 미간

　859Hz - 직감력을 각성, 자각

● 제7차크라(사하스라라) - 백회(정수리)

　963Hz - 고차원, 우주 의식과 연결

한의학과 언어의학을 응용한
암의 원인을 찾는 법

한의학과 양자의학 이외에 내가 응용하고 있는 개념이 언어의학이다. 이 언어의학은 일본에는 아직 없는 개념이다. 인터넷에서 언어의학이라는 단어를 검색해도 다른 의미가 나올 것이다. 언어의학적 개념의 일부는 키네시올로지에는 있지만, 본질적으로 체계화된 것은 아니다. 키네시올로지 상의 언어의학 분야를 5행 메타포라고 하는데, 내가 사용하는 언어의학의 개념은 5행 메타포보다 더 넓은 것이다.

실제로 대체요법의 세계를 보면 언어의학을 응용하는 사람은 없다. 있다고 해도 베테랑 키네시올로지스트(Kinesiologist, 신체운동학자) 정도다. 전 세계에 없는가하면 그렇지는 않고, 내가 응용하고 있는 언어의학에 가까운 개념이 독일의학에 있다.

이 언어의학은 언령(言靈)과는 의미가 다르다는 사실에 주의하기 바란다. 이것은 주파수에 착안해서 만들어진 개념으로 '말이 가지는 다중의 의미'에 착안한 것이다.

주파수는 말의 표면적인 내용뿐만 아니라 깊은 의미도 해독할 수 있다. 말과 주파수의 관계, 주파수의 의학적 개념과 고대의학 개념(이 경우에는 한의학)을 응용하면 질병에 대해 스스로 의식하지 못하는 심층 심리의 원인을 포함하여 다음과 같이 살펴볼 수 있다.

예를 들어 유방암을 앓았던 이유를 살펴보자.

만약 당신이 우유를 매일 마시고, 과자를 비롯한 설탕류와 첨가물이 잔뜩 들어간 식품을 엄청나게 섭취하고 있다면 위암에 걸렸다고 해도 이상할 게 없다. 자궁암이나 대장암에 걸려도 이상할 게 없다. 하지만 그런 암에는 걸리지 않는다. 유방암에만 걸린다는 사실을 먼저 생각해 보자.

과학적으로 해명되지 않은 부분이 많다는 이유로 오컬트라고 불려도 어쩔 수 없겠지만, 양자의학과 언어의학을 응용한 우쓰미식으로 암의 원인을 찾기 위해 왜 위암이 아니라 유방암에 걸리는 것인지에 대해 인과 관계를 찾아내려고 한다.

먼저 암이란 어떤 병일까? 일반적인 이미지로는 덩어리 모양이므로 종양이라고 한다. 외형도 괴상하게 생긴데다, 피가 배어나고 하얀 이끼 같은 것이 붙어 있어 마치 쓰레기장 같은 느낌이 든다. 암에 대한 자신의 이미지를 떠올리며, 연상 게임을 하듯이 말과 정신이 관련되는 요소를 생각해 보자.

덩어리 모양으로 보건대 감정을 쌓아 놓지 않았는지, 그 감정을 원한처럼 굳혀온 게 아닌지, 내 안에 추악한 감정이 없었는지, 피가 나오는 암이라면 피가 배어날 정도로 힘든 생각을 하지 않았는지 생각해 보자. 암의 하얀 이끼를 떠올리며 썩어 빠진 감정(위축된 감정도 포함)이 없었는지 등을 힌트로 해서 생각해 보는 것이다.

또 예를 들어, 유선(乳腺)은 여자의 생식기관이라고 할 수 있으므로 유방암이 발병한 것은 여성성을 부정하기 때문이 아닐까 생각해 본다. 여성이고 싶지 않은 심층 심리가 있기 때문에 유방암이 생기는 것이다. 한마디로 여성성을 부정한다고 표현하지만 수많은 종류의 여성성이 있어서, 구체적으로 어떤 이유로 여성성을 부정하는 것인지는 직접 대화해 보지 않으면 알기 어렵다. 다만 기본적으로는 이렇게 생각한다는 것이다.

이렇게 말하면 대부분의 여성은 당혹감과 불쾌감을 느끼며 경우에 따라서는 혐오감을 품게 될지도 모르겠다.

다시 말하지만 단순히 자신이 여자이고 싶지 않다는 것은 아니다. 유방암에 걸린 환자 본인이 자신의 여성성을 부정하는 종류에도 여러 가지가 있다. 자신과 관계있는 여자의 영향을 그대로 받았다고 생각할 수도 있다. 그것은 어머니나 딸이 될 수도 있고, 할머니일 수도 있으며 자기 자신일 수도 있다. 어쩌면 단지 여성의 생각에서 나오는 것일 수도 있다.

아름다움, 사랑, 직관, 본능적인 성 등 어떤 것이 트라우마가 되는지는 사람마다 다르기 때문에 한마디로 표현할 수는 없지만 유방암의 원인을 찾는 하나의 힌트가 될 수도 있다.

만약 왼쪽에 유방암이 생겼다고 하자. 뇌로 들어오는 신경은 서로 교차하므로 왼쪽에 유방암이 생겼으면 오른쪽 뇌의 영향을 받아서 암이 생긴 것이다. 오른쪽 뇌는 본능, 직관, 여성적인 것, 일체감을 생각하는 역할을 한다. 그리고 좌뇌는 논리적, 남성적, 과학적인 것을 생각한다.

즉, 오른쪽 뇌는 여성적 사고를 하는 뇌이므로 자신이 잠재적으로 여성성을 부정하거나 관계있는 여성의 영향을 받고 있을 때이다. 그리고 여성의 뇌 감정에 영향을 받고 있을 때는 왼쪽 유방이 암에 걸리기 쉽다.

그러면 오른쪽에 유방암이 생겼을 때는 어떨까? 오른쪽 유방암도 마찬가지로 여성성을 부정하고 싶다는 의식이 근저에 있다. 이때 왼쪽 뇌의 영향을 받는다.

이런 경우에는 이론적으로 사물을 생각하는 경향이 있거나, 여성적인 자신을 부정하고 싶다는 좌뇌 의식이 작동하고 있으며, 여기에 남자 문제가 클로즈업된다.

예를 들면 항상 남자에게 의존하고 있다거나, 남편과의 문제가 있다거나, 아버지에게 성희롱을 당했다는 등의 문제가 있을 때 오른쪽에 유방암이 나타난다.

예전에 왼쪽 유방암을 앓았던 환자 중에 이른바 '독친(毒親)'에게는 어렸을 때 구타를 당했고, 시어머니에게는 심한 괴롭힘을 당한 경우가 있었다. 끊으려고 해도 끊을 수 없는 관계에 있는 여자들에게 받은 상처가 독(毒)이 되어 자신의 마음속에 영향을 끼쳤고 왼쪽 유방이 그 독을 모았다는 것이 우쓰미식의 관점에서 본 심리다.

어떤 오른쪽 유방암 환자는 암 발병 몇 개월 전에, 젊은 시절에 결혼하고 싶었던 남자를 먼발치에서 우연히 보게 되었다고 한다. 그 남자와 결혼하고 싶었지만 부모의 반대에 부딪쳐 결국 다른 남성과 결혼하게 되었다. 그런데 결혼하려고 했던 남자를 다시 보게 되면서 남자에 대한 '미안하다'는 감정이 오랫동안 자신의 마음속에 잠재해 있었다는 것을 알게 되었다. 만나서 사과하고 싶었지만 할 수 있을까 망설이며 마음이 흔들렸는데, 그러다가 오른쪽에 유방암을 앓게 된 것이다.

지식이 전혀 없는 사람이 이런 이야기를 들으면, 오컬트라고 일축해 버렸을 것이다. 하지만 내가 진료하는 환자 중에는 이런 경우를 자주 볼 수 있다. 이 분석이 절대적으로 옳은 것은 아니겠지만 들어맞는 경우가 아주 많다.

점괘를 본 경우, 예상이 빗나갔다면 솔직하게 살아오지 않았기 때문에 점괘의 결과와 어긋나게 된 것이라고 생각한다. 우쓰미식도 그런 경우와 비슷한데, 우쓰미식 판단이 빗나갔다고 생각하는 사람은 대부분 자신의 모습을 보지 못했기 때문이다. 이것은 본인이 마음을 먹고 세션을 해보면 확실하게 알 수 있다.

오행으로 살펴보는 질병의 이유

그 외에도 다양한 방법으로 심리적 원인을 찾아볼 수 있다. 우선 한의학의 기본인 오행이론으로 각종 암의 원인을 찾는 방법을 소개한다.

●간암

간암에 걸리는 이유는 간장(肝臟)에 부담을 주는 식사법을 하거나 독이 되는 식품만 섭취한 결과 간장이 단단히 화가 났기 때문일 수도 있다.

알코올 외에 약, 첨가물, 농약도 분해되는 과정에서 간에 부담을 준다. 즉 간의 역할이 해독이므로 독을 최대한 모아 놓았을 것이다.

한의학에서 간장과 표리일체의 장기는 담낭으로 '간담'이라고 한다. 간암에 걸린 이유는 간장을 차갑게 만들어서 가만히 앉혀 놓았기 때문이다. 분노에 사로잡혀 자신을 냉정하게 바라보지 못하거나 소리지르고 싶은 일이 많았을 텐데도 오랫동안 분노를 쌓아오기만 해서 결국 병에 걸리지 않았을까.

●위암

당신이 위암에 걸렸다면 그 이유는 무언가를 소화하지 못했기 때문이다.

이때 소화란 단지 영양만을 뜻하는 것이 아니라 의미와 관계, 인간성과 가족 간의 관계를 소화한다는 뜻도 있다. 이런 것들을 소화하지 못하고 달콤한 것을 찾아서 그 순간의 만족만을 추구하는 경우가 있다. 한의학에서 위(胃)는 달콤한 것을 욕망하는 기관이다. 달콤한 것은 일시적인 힘이 되기는 하지만 위가 점차적으로 약해져서 위축되는 원흉이 된다.

위장은 비(脾)와 표리관계이며, 중심이 약하고 축이 없어서 자립하지 못한다고 판단하는 경우가 있다. 그 순간의 만족만 추구하는 스타일이기 때문이 아닐까. 그래서 달콤한 음식만 먹었기 때문이 아닐까. 또 속앓이가 심하고 의존하는 경향이 크기 때문에 결과적으로 암에 걸린 것일 수도 있다.

● 폐암

폐암에 걸리는 이유는 호흡이 제대로 안되기 때문이다.

이때 호흡이란 복식 호흡을 말하며, 사회생활을 하면서 숨죽이고 있다는 뜻이기도 하다. 한의학에서는 폐는 슬픔과 근심의 감정을 느끼는 장기다. 따라서 죄책감을 쌓는 사람이 폐 질환에 걸리는 경향이 있다고 본다. 숨을 제대로 못 쉰다고 해서 빨리 죽지는 않으므로 살고 싶지 않다는 소망을 심층 심리에 가지고 있을 수도 있다. 감정을 드러내지 않을 수도 있다. 목소리를 높여서 감정을 드러내지 않았던 것이 암에 걸린 이유일 수도 있다.

●대장암

대장암에 걸리는 이유는 배설이 되지 않기 때문이다.

한의학에서는 대장이 폐와 표리일체의 장기인데, 배설이 되지 않아서 암에 걸렸다고 파악한다. 폐와 대장은 공기를 마시고 수분을 흡수하며, 더 중요한 것은 호흡과 목소리, 대변을 배출하는 기관이라는 점이다. 그러면 폐와 대장은 다른 점이 뭘까?

이 경우에도 양자의학적인 사고방식을 이용하면 여러 가지 의미에서 배설하지 못한다고 파악할 수 있다. 죄책감과 슬픔, 배설이 같은 정도라고 해도, 폐의 경우에는 호흡이므로 정기적으로 숨을 쉬기 위해 조금씩 머물러 있는데 비해서, 대장은 단번에 대변으로 내보내기 때문에 일을 한 번에 처리하려고 계속 모은다. 대장암의 패턴은 하나가 아니라 여러 가지 경우로 힌트를 찾아낼 수 있다.

●신장암

신장암에 걸렸다면 그 이유는 역시 배설할 수 없기 때문이다.

다만 주파수 개념으로는 대변의 배설과 물의 배설은 의미가 다르다고 파악한다.

신장은 걸러낸 몸속의 노폐물을 소변, 즉 물로 흘려보내고 싶을 것이다. 물을 돈으로 파악하는 경우도 있다. 또 신장은 불안이나 두려움과 관계되는 장기이므로 폐의 영향을 받기 쉽다. 방광은 소변(=물)을 모으는 장기이며 '물을 모은다=불안을 모은다'라는 의미를

오행의 상생과 상극 관계도

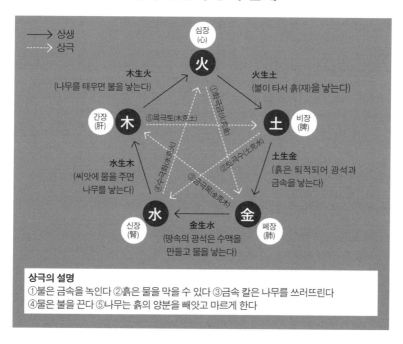

상극의 설명
①불은 금속을 녹인다 ②흙은 물을 막을 수 있다 ③금속 칼은 나무를 쓰러뜨린다
④물은 불을 끈다 ⑤나무는 흙의 양분을 빼앗고 마르게 한다

음양오행표

오행(五行)	화(火)	토(土)	금(金)	수(水)	목(木)
오색(五色)	빨강(赤)	노랑(黃)	하양(白)	검정(黑)	파랑(靑)
오계(五季)	여름(夏)	토용(土用)	가을(秋)	겨울(冬)	봄(春)
오관(五官)	혀(舌)	입 입술(口脣)	코(鼻)	귀(耳)	눈(目)
오진(五塵)	촉각(觸覺)	미각(味覺)	후각(嗅覺)	청각(聽覺)	시각(視覺)
오장(五臟)	심장(心)	비장(脾)	폐장(肺)	신장(腎)	간장(肝)
오부(五腑)	소장(小腸)	위장(胃)	대장(大腸)	방광(膀胱)	담(膽)
오지(五志)	웃음(笑)	생각(思)	우울(憂)	공포(恐)	노여움(怒)
오미(五味)	쓴맛(苦)	단맛(甘)	매운맛(辛)	짠맛(鹽)	신맛(酸)
오지(五指)	중지	엄지	약지	소지	검지
오주(五主)	맥(脈)	살(肉)	피부(皮)	뼈(骨)	근육(筋)

생각해 볼 필요가 있다.

신장은 피를 담당하기도 하므로 현대 서양의학에서는 빈혈에 관련된다. 신장은 혈류량이 나빠져서 작은 일에 고민하고 두려움을 느끼게 되어 암에 걸렸을 가능성도 있다.

이쯤에서 암에 걸리게 된 이유를 짐작하게 된 독자도 있을 것이다. 물론 이것이 암에 걸리게 된 완전한 이유는 아니지만 실제로 진료를 해보면 부합되는 경우가 자주 있다.

이외에도 여러 가지 암이 있지만, 이 책에서 모두 설명하기는 어렵다. 혈액암이면 방사능 피폭 여부를 심각하게 걱정해야 하는데도, 혈액이 암에 걸린 것이므로 덩어리가 아닌 암이라는 것부터 생각한다. 또 피는 혈관을 흐르기 때문에 오행으로 보면 심장이나 신장에 관련된다고 생각하기도 한다.

심장은 사랑의 장기, 긴장의 장기이기도 하므로 혈액암은 연애와 관련된다고도 파악한다. 경우에 따라서는 가족관계나 친자관계(혈연)로 생각하기도 한다. 이런 발상은 자유롭게 할 수 있는 것이며 맞히는 것이 첫 번째 목적은 아니다. 암을 일으킨 원인인 심층 심리에 숨어 있는 큰 문제를 읽어 내고 수수께끼를 풀 힌트를 찾기 위해 생각해 보는 것이다.

이와 같이 양자의학의 세계에서는 질병은 자신의 정신과 심층 심

암의 부위가 의미하는 것

간암	분노	해독하고 싶다	독설로 쏟아내고 싶다	
위암	공감	동정	의존	감정의 배설
폐암	호흡	배설	자족적인 배설	
대장암	집착의 배설	원한	죄 의식을 모은다	
신장암	걱정	불안	물로 흘려보내고 싶다	
방광암	물을 모은다		흘려보내고 싶다	
유방암	섹슈얼리티(젊은 여성의 이미지)		여성스러움을 그만두고 싶다	
자궁암	아이를 기르는 것이 귀찮다	성장 환경이 열악했다	어머니와의 문제	섹스 문제
난소암	아이를 만들고 싶지 않다	부모의 피를 이어받고 싶지 않다	남성과의 연애 관계에서 임신에 관련된 일이 있다	바람이나 불륜 등과 관계된다

리가 주파수에 영향을 미쳐서 생긴 것으로 파악하며, 병을 고칠 수 있는 것도 자신뿐이라고 생각한다. 설탕이나 '사회독'을 많이 섭취한 사람이 병에 걸렸을 때, 왜 발병률이 높은 위암이나 대장암 혹은 폐암이 아니라 특정 부위에 암이 생겼는가 하는 것은 이런 이유 때문이라고 생각하는 것이다.

　암을 치료하기 위해서 식사요법과 ○○치료법이라는 것을 당연히 하게 되겠지만, 그보다 먼저 생각해야 할 중요한 것은 질병을 만들어 낸 실제 원인을 이해하고 그런 상태에서 벗어나는 것이다.

　다시 말하지만 진짜 원인은 사람에 따라 다양하다. 지금 안고 있는 부부문제나 생활문제가 관계될 수도 있지만, 그보다 오랜 세월에 걸친 문제들이 암과 밀접하게 관계가 있다. 예를 들면 주변에 대한 체면, 권위욕, 명예욕, 금전욕에서 시작해서 거슬러 올라가면 부모(주변 사람들)에게 인정받고 싶다는 욕망, 부모(주변 사람들)에 대한 원망, 자신의 연기, 부정직(不正直), 집착심, 근원적인 공포, 과도한 자책감, 유년기의 트라우마, 부모를 닮고 싶지 않다거나 부모를 무의식적으로 흉내내고 있는 등의 문제다.

　이런 문제들을 깨달은 암환자는 비약적인 회복을 보인다.

가족에게도 연기해 온 거짓된 모습의 나

자기 분석 패턴을 한 가지 더 소개한다.

암과는 직접 관계없는 것처럼 보이지만 어덜트 칠드런(Adult Children)이라는 말을 들어본 독자가 많을 것이다. 이것은 내가 전공하는 의존 분야에서 자주 나오는 용어다. 어덜트 칠드런은 어떤 사람을 말하는 걸까?

어덜트 칠드런의 근원을 밝히면 미국의 알코올 중독 환자 치료 현장에서 탄생한 말이다. 알코올 중독 부모 밑에서 자란 조용하고 소심한 사람들의 타인에 대한 자기 파괴적이라고 할 만한 헌신에 주목해서 만들어진 말이다. 그 후 점차 다음과 같이 다른 뜻으로도 쓰이게 되었다.

학대하는 부모 밑에서 자라서 어른이 된 사람들

역기능적 가족(dysfunctional family) 밑에서 자라서 어른이 된 사람들

최근에는 어덜트 칠드런의 정의가 '부모와의 관계에서 트라우마를 겪었다고 생각하는 성인'을 뜻한다. 그러나 잘 생각해 보면 많든 적든 인간은 부모의 영향을 받아서 어른이 된다.

그러면 역기능적 가족이란 어떤 가족을 말하는 걸까?

아이에게 '안전한 기지'이며, 그 속에서 아이 스스로 '자신'을 충분히 발전시킬 수 있는 것이 건강한 가족의 기능이라고 한다. 그런데 가족이 파괴되어 유형무형의 침입을 받거나 지배를 받으면 남의 눈을 의식하는 인간이 되기 쉽다. 부모로부터 분명하게 학대를 받지 않았다고 해도 유년기에 어떤 소망이 절실해지는 경우에 우리는 일종의 심리학적 역할을 연기한다고 한다. 클라우디아 블랙(Claudia Black)이 분류한 이 내용은 현장을 기준으로 한 개념이므로 나도 사용하고 있다. 대략적으로 나누면 다음과 같다.

[영웅(Hero)]

뛰어난 자녀가 있을 경우, 새로운 활약을 기대하면서 아이에게 열중하게 되고 아이도 더 노력하게 되어 점점 한 가지 재주에 뛰어난 모습을 보인다. 옛날 만화로 예를 들면 〈거인의 별〉에 나오는 휴우마(飛雄馬) 같은 아이다.

[희생양(Scapegoat)]

영웅의 이면에 해당하는 것이 이런 유형의 자녀다. 일가족의 문제를 모두 짊어지려고 하는 아이다.

이 아이만 없으면 모두 잘 어울릴 것이라는 환상을 가족 모두에게 안겨줌으로써 가족의 진정한 붕괴를 막고 있는 듯한 아이다. 몸이 아픈 것도 이 아이, 비행을 저지르는 것도 이 아이, 항상 문제를 일으키는 역할을 하는 아이다.

[로스트원(Lost One)]

'존재하지 않는 아이'로서의 역할을 하는 아이도 있다.

항상 조용하고 말 그대로 '잊힌 아이'다. 가족이 뭔가 함께 하려고 해도 처음에는 함께 하다가도 어느새 없어져 버린다. 없어져도 아무도 눈치채지 못하는 존재다. 가족 내의 인간관계를 떠나 자신이 상처받는 것을 피하려고 하는 것이다. 중학생 정도 되면 '사라지는 모습'도 더욱 세련되어 간다.

[위로자(Placater)]

위로하는 역할을 하는 아이다.

위로하는 상대는 대부분 어머니다. 항상 어두운 얼굴을 하고 한숨을 짓는 어머니를 위로한다. 대부분 막내가 이 역할을 한다. 아주 다정하고 감수성이 풍부한 아이다.

[피에로(Clown)]

피에로 역할을 하는 아이다.

부모의 싸움이 시작되고 가족 간에 긴장감이 돌기 시작하면 갑자기 엉뚱한 질문을 하거나 춤을 추거나 노래를 부른다. 평소 가족에게 애완동물처럼 여겨지지만, 마음속에는 외로움이 가득하다.

[조력자(Enabler)]

기둥 역할을 하는 아이다. 다른 사람을 돌봐주면서 바지런히 돌아다닌다. 장남과 장녀가 이 역할을 하는 경우가 많다. 어머니를 대신해서 어린 동생을 돌보고 아버지를 대신하기도 한다. 의존적인 부모와의 사이에 정서적인 근친상간이 되는 경우도 있다.

[어린 간호사(Little Nurse)]

조력자와 위로자가 가족을 돌보거나 위로하는 반면, 어린 간호사는 남의 문제를 자신의 일처럼 열심히 해결하려고 한다. 여기에는 승인 욕구가 내포되어 있는 경우가 많다.

[론리(Lonely)]

글자 그대로 자신만의 세계에 틀어 박혀 다른 사람을 가까이 오지 못하게 하는 유형이다. 존재하지 않는 아이(로스토원)와 닮은 듯하지만 다르다. 몇 겹이나 가면을 쓰고 있는 경우가 많다.

[프린스·프린세스(Prince·Princess)]

왕자나 공주라고는 하지만 그다지 좋은 의미는 아니다. 주위 사람들의 기대에 부응하려고 자신의 존재를 없애고 팔방미인이 되려고 하는 아이다. 부탁받으면 거절하지 못하는 성격이다.

이 밖에도 여러 가지 있지만 대략 이런 역할을 연기한다. 아이들은 '무의식적 언어'와 '행동'을 하므로 전달하고 싶은 것은 자기 스스로도 모른다.

이와 같이 자신의 욕망을 보류하고 타인의 욕망을 받아들여 자신의 욕망인 것처럼 살아가기 때문에 자신의 감정을 느낄 수 없게 된다. 이것은 심리학에서 인간관계를 이해하는 데, 기본이 되는 내용이다.

그런데 이런 것들이 암과 어떤 관계를 가지는 걸까. 예를 들면 어떤 사람이 50세에 위암에 걸렸다고 가정해 보자. 그리고 그 사람에게 옛날부터 가족 문제가 있었다고 하자. 사람마다 가족 문제를 포용하는 방법은 천차만별인데, 우쓰미식의 경우 세션과 카운슬링으로 이해한다. 위암에 걸린 50세의 이 남자도 옛날에는 아이였다. 이 사람이 가정 문제와 인간관계 때문에 '조력자' 역할을 하던 아이였다고 하자. 이런 사실은 사춘기로 끝나지 않고 자신의 인생에서 새로운 배우자 선택을 비롯하여 직업에 이르기까지 모든 면에서 영향을 준다. 그러나 정작 자신은 그런 것까지는 생각하지 못한다. 스스로 자립해서 사람들과 잘 어울리고 있다고 생각한다.

다만 심층 심리의 깊은 곳에서는 '조력자'를 연기하고 있는 자신을 거부하는 경우가 있다. 누구라도 좀 더 자유롭고 성실하게 살고 싶어 한다고 생각하지만 이미 찌들어 있는데다, 판에 박힌 생각만 하고 있는 자신이 쉽게 변하지 않는다는 것을 깨닫지 못한다. 결국 '조력자'를 연기하는 자신에게 한계가 닥치면 엉뚱한 대상을 찾아 도망가 버릴 수도 있다.

위(胃)는 공감의 장기이며 동시에 의존의 장기이기도 하므로 누군가와 상처를 핥아주는 공의존(共依存) 관계, 일그러진 관계를 맺을 수도 있는 것이다. 이런 감정은 위암의 형성에 상당히 관여한다. 위암을 치료하기 위해서는 식사요법뿐만 아니라 이런 근본적인 개념과 심층 심리부터 확인해야 한다. 이를 밝혀내는 것이 우쓰미식 근본 치료법의 정신 분석 세션이다.

'심리적 뒤틀림'과 '반동의 법칙'의 관계

이와 같이 심층 심리를 찾아보면서 심리 상태를 향상시키는 것은 암 치료에 직접적인 효과가 있다. 이는 모든 문제가 나로부터 시작한다는 것을 인식하고, 내가 만들어 낸 과거의 환영을 정면으로 인식하고 이를 제거해버림으로써 '나'라는 인간의 큰 목적을 찾아내는 것이 원칙이다. 이를 위해서는 우쓰미식 같은 기술도 필요 없다.

내 마음이 행복과 관계된다는 것은 알지만 누구라도 마음의 문제가 어디에 있는지 알고 싶지는 않은 것 같다. 예를 들어 당신이 행복할 수 없다면 그 한 가지 이유는 당신이 바보 취급당했을 때 울컥 화가 치미는데 잘못한 상대가 오히려 화를 내는 바람에 감정을 겉으로 드러내지는 못하지만 사실 속으로는 화를 내기 때문이다.

이렇게 말하면 반박을 받을 수도 있지만 이것은 상당히 중요한 발상으로, 안타깝게도 모든 사람에게 존재한다. 독자 여러분도 부부 싸움했을 때 상대방의 말이 옳다고 생각하면서도 그 말을 전혀 듣지 않았던 경우가 있을 것이다. 이는 모든 사람의 마음에 반동의 법칙이 있기 때문이다.

반동의 법칙은 우리 마음속에서 항상 작용한다. '내가 잘못할 리가 없어, 내가 믿었던 것이 이상할 리가 없고, 내가 받고 있는 치료가 사기라니 믿을 수 없어'라는 것도 마찬가지로 반동의 법칙에 따른 반응이다. 이것을 조금 확대하면 '나의 이런 추한 심리가 암을 만들었다니 믿을 수 없어, 내가 더 나를 잘 알아, 내가 트라우마에 지다니 있을 수 없는 일이야'라는 생각을 하는 것도 마찬가지 반응이다.

이런 마음이 암과 밀접하게 관계되면 우쓰미식으로 해석한다.

이런 행동은 당신의 심층 심리를 나타낸 것이다. 심층 심리가 무엇인가에 대해서는 여러 가지 설명이 있다. P167의 그림을 이용해서 설명하면, 자신이 스스로 느끼는 것은 빙산의 일각에 불과하다. 심층 심리에서는 더 깊은 트라우마와 유년기 경험에 좌우되고 있다. 뿐만 아니라 당신에게 나타난 증상, 당신이 가지고 있는 병명 자체가 당신의 심층 심리를 나타내는 것인데 그렇지 않다고 생각하는 것이 반동의 법칙이다. 우쓰미식에서는 이것을 직시하는 것이 바로 치료의 첫 걸음이라고 생각한다.

"하지만 그런 것을 말로 표현해 버리면 힘들잖아요"라는 반응이 당연히 있으리라고 생각는데, 암이 아니라 인생에서도 마찬가지일 것이다. 원인과 자신의 내면, 심층 심리를 직시하지 않고 어떻게 인생이 호전되기를 바란다는 말인가. 달리 말하면 지금까지 살아온 나라는 존재는 별 거 아니라고 생각하고 그대로 받아들이면 힘들지 않을 것이다. 나 자신도 마음속으로 내가 못난 인간임을 자각한 것은 아이가 태어났을 때인 3월 11일 무렵이다.

특히 말기라는 선고를 받은 암을 치료하기 위해서는 우쓰미식으로 보면 이전까지의 자신을 버려야 한다. 암이 자신의 문제임을 이해하는 첫걸음은 반동이 일어나는 것을 인식하는 것이며, 반동을 회피하는 것이 아니라 반동을 다른 방향으로 돌리는 것이 암을 치료하기 위한 길이다.

그렇게 하면 당신이 진정한 의미에서 이 세상에 태어난 목적, 즉 암이 치료된 후 내세울 만한 위대한 목적을 알게 될 것이다. 그 목적은 작아서는 안 된다. 크면 클수록 실현 가능성이 희박하면 희박할수록 치유될 가능성은 커진다.

안타깝게도 이 책에서 우쓰미식에 관한 모든 것을 언급하는 것은

사람의 표층 의식과 심층 심리

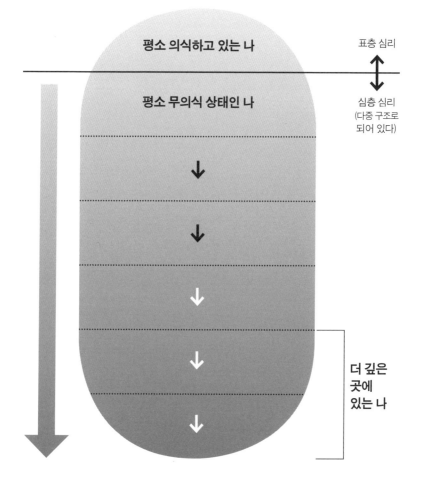

무리이며, 구체적으로 쓰면 책 한 권으로는 턱없이 부족하다. 여기에 쓴 것은 기본적인 생각이며, 초보 중의 초보적인 내용에 불과하다. 제대로 진단하기 위해서는 모두 개별적으로 세션해야 하기 때문이다. 그만큼 사람의 마음이라는 것은 천차만별이며, 한 가지 패턴으로 적용시키기는 어렵다.

우쓰미식의 체계화된 방법론을 알고 싶다면, 말로 설명을 듣는 것보다 합숙이든 세션이든 직접 참여해서 체험하는 편이 빠르다. 이 장에 나오는 내용도 우쓰미식의 초보에 불과하며 읽는 방법과 언어의학 사용법은 키네시올로지와도 다르다. 이 책은 우쓰미식을 배우기 위한 책은 아니다. 전문가가 우쓰미식을 몸에 익히기 위한 책도 아니며 암으로 고민하는 사람과 그 가족이 먼저 읽었으면 하는 뜻에서 쓴 것이다.

즉 이 장에서 말하고 싶은 것은 질병의 원인이 음식과 몸 때문만은 아니라는 사실, 암환자의 현재 정신 상태보다 오랫동안 이어온 정신 상태와 심층 심리가 암에 미치는 영향이 큰 경우가 많다는 것, 그리고 남의 눈을 의식하는 행동, 의식하지 못하는 트라우마 등 다양한 것들이 어떤 형태로 되어, 특정 위치에 독을 모아 암으로 형성된다는 사실에 관심을 가졌으면 한다.

나는 평소에 이것을 하나의 단어로 정리해서 이렇게 말한다. 당신이 '착한 아이'를 연기했기 때문에 암이 걸린 겁니다.

환자 리포트_❷

설탕을 끊고 해독하기 위해 노력한 결과
갑상선암을 치유
K·A씨(37세, 홋카이도, 교사)

24세 무렵에 목구멍 위쪽 결후(結喉) 부근이 부어오른 것이 마음에 걸려 당시에 살고 있던 집에서 가까운 D병원에서 진찰을 받았다. 갑상선이 부었다고 하면서도 구체적인 진단은 해주지 않았다.

어머니의 권유로 삿포로에 있는 갑상선 전문의에게 진찰을 받았는데, 개인 병원으로 병원 이름은 기억나지 않는다. 그 병원에서 세포를 채취하는 검사를 하더니 양성 종양이라는 진단을 내렸다.

어머니가 걱정을 하면서 더 큰 병원에서 진찰받자고 해서 그해 여름에 도쿄에 있는 I병원에서 검사를 받았다. 그곳에서 갑상선 유두암이라는 진단을 받았다. 또 하시모토병(만성갑상샘염증)의 경향도 보인다고 하며 병원에서는 적출하자고 권유했다. 직장에서 휴가를 내기 쉬운 때가 12월과 다음해 1월 무렴이라고 했더니, 그때까지 기다릴 수 없다고 하여 가을 무렵에 갑상선 전체 절제 수술을 받았다.

절제 수술을 한 뒤 1년이 지나(25세) 갑상선암이 모두 제거되지 않았다는 진단을 받았다. 충격이었다. 격리되지 않는 일반 병동에서 처음으로 동위원소치료(isotope therapy, 방사선 아이오딘)를 받았다. 캡슐을 복용하고 2~3일간 입원했다.

그런데 수술을 한 뒤 2년이 지나자(26세) 목덜미의 림프선에 전이가 되었다고 하여 다시 절제 수술을 받았다. 시기는 잊어버렸지만 어느 단계에서 폐에도 전이가 되었다는 말을 듣고는 진행을 억제하거는 효과가 있다는 티라딘(Thyradin)을 복용했다.

갑상선을 절제했기 때문에 티라딘을 평생 복용해야 한다는 진단을 받았을 때는 평생 복용해야 한다는 생각에 번거롭다고 생각했던 것을 기억한다. 티라딘은 전체를 절제한 후부터 복용하기 시작했다. 처음에는 분명히 50ug 2알이었던 것으로 기억한다. 어느 단계인지 기억나지 않지만 마지막에는 125ug를 복용했다.

28세에 결혼했다. 결혼하기 전에 남편이 내 병을 받아들여 줘서 안심했다. 바로 아이를 갖고 싶었지만 수술을 한 뒤부터 생리주기가 불규칙해서 주사와 약으로 불임 치료를 한 결과 30세에 임신을 하고 출산했다. 2년 후 둘째 아이를 출산했다.

그때까지 도쿄 I병원에 6개월에 한 번 주기로 다니고 있었는데, 아이를 임신한 후부터는 도쿄까지 진찰받으러 가는 것이 힘들어서 집 근처에 있는 K병원에 다니게 되었다.

둘째 아이가 첫돌이 채 되지 않았을 무렵, K병원에서 슬슬 치료하라는 말을 듣고 34세에 A의대 병원에서 동위원소치료를 재개했다. 반년 후 다시 동위원소치료를 받았다. 머리카락이 빠지는 부작용이 생긴 것도 이 무렵이다.

방사능 동위원소치료는 평균 2회 정도로 끝난다고 들었기 때문에 2회로 끝나겠지 하고 생각했는데 갑자기 병원 측에서 "다음에는 언제로 예약하시겠어요?"라고 해서 깜짝 놀랐다.

"동위원소치료가 별로 효과가 없네요. 5회 정도 해야 할지도 모르겠어요."

의사가 그렇게 말했다. 그 순간 솔직히 "아, 수상한데!"라는 생각이 들었다.

두 번째 동위원소치료 후 방사선량을 감소시키는 동안 아이와 떨어져서 친정에서 보냈던 일을 생각해 보니 이대로 방사선을 이용하는 동위원소치료를 할 때마다 아이들 건강에 지장을 줄지도 모르겠다는 걱정을 하게 되었다. 게다가 그때마다 아이들과 3주 동안이나 떨어져 있어야 하는 것은 정말 힘든 일이었고, 자주 직장을 쉬어야 하는 것도 부담스러웠다. 그러다 보니 차츰 아이에게 해롭다는 방사선 치료가 내 몸에도 좋지 않을 것이라고 생각하게 되었다.

치료에 대한 끝이 보이지 않는 불신감과 친정어머니가 돌아가시고 마음을 지탱해 줄 한 사람이 사라진 것도 계기가 되어, 앞이 보이지 않는 치료에 불안감이 더욱 커져 갔다.

그 시기에 지인인 침구 유도정복사가 우쓰미 선생의 페이스북에 '좋아요'를 누른 것을 보고 선생의 기사를 이것저것 읽기 시작했다. 그리고 이대로 가면 내가 죽을 것 같다는 생각이 들어 우쓰미 선생의 《의학불요론》을 읽었다.

마침 홋카이도 아사히카와(旭川)에서 선생의 강연회가 있어 남편과 함께 참여했다. 강연회가 끝난 후 주최 측에 얘기해서 선생과 만날 기회를 얻었다.

"대체요법이라는 키워드로 직접 조사해 보면 됩니다. 관심이 있으면 멀기는 하지만 우리 클리닉에 와도 좋습니다"라는 말을 듣고 2014년 가을 무렵 34세의 나이에 우쓰미 선생의 클리닉을 방문하게 되었다.

처음에는 간호사와 면담 후 선생의 진찰을 받았다. 그때까지의 경위와 상태, 식생활 등에 대해 말하고 메타트론으로 검사를 받았다. 선생의 진단으로 알게 된 것은 20대 때부터 술을 좋아했던 내가 임신과 수유로 술을 마실 수 없어서 단것을 자주 먹게 되었다고 했다. 선생의 책을 읽은 후였기 때문에 진찰을 받을 무렵에는 단것을 끊었는데 선생에게 "설탕이 암을 악화시킵니다"라는 말을 들었다.

'콩참미채어표감' 식사와 질 좋은 육류 그리고 자연농채소를 먹으라는 지도를 받았다. 그래서 현지에 자연농을 하고 있는 농가가 있어서 주 1회 택배로 배달해 주니까 그걸 이용하겠다고 했다.

달걀은 노른자가 옅은 것을 골라야 한다고 배웠고 조미료도 다양한 종류를 소개받았다. 보조식품으로 녹차와 고대 쌀, 천연석으로는 건강을 뜻하는 카닐리언(carnelian)을 권유해 주었고, 후나세 슌스케 씨의 책도 추천해 주었다. 그 후에는 내가 직접 신경을 써서 여러 가지 정보를 모아 보면 어떻겠냐는 조언을 받았다.

선생의 클리닉에는 2~3개월에 한 번, 2년간 다녔다. 그때마다 매번 저온사우나도 체험하고 땀을 흘렸다. 다니기 시작한 지 반년 정도 지났을 무렵, "왜 이 병에 걸렸다고 생각하는가?"라는 숙제를 받았다. 식생활 따위는 제외하고, 암에 걸린 부위가 다른 장기나 부위가 아니라 왜 갑상선일까 하는 질문이었다.

나중에 알게 된 사실이지만 그것이 선생의 한의학을 기반으로 한 우쓰미식 근본 치료였다.

"갑상선은 열심히 일하기 위해서 호르몬을 분비합니다. 그것이 문제가 생긴 것은 너무 열심히 하지 말라는, 더 이상 무리하지 않아도 된다는 메시지예요. 왜 열심히 일하게 되었는지 처음으로 돌아가서 생각해 보세요"라고 진단했다.

돌이켜 보니 20대부터 아등바등 살아왔다는 생각이 들었다. 모든 것을 혼자서 감당하려는 경향이 있었다. 이제 아이가 태어났으니 감싸주는 엄마가 되어야겠다. 그렇게 생각하자 아이를 위해서 여유로운 생활을 하기로 결심했다.

직장에 복귀한 뒤에는 우쓰미 선생에게 "너무 열심히 하지 말고 적당히"라는 따뜻한 말을 들었다.

우쓰미 선생의 클리닉에 간 뒤부터는 현지에서 암반욕과 미스트 사우나에 기본적으로 월 1회 정도 다녔고, 침구원에는 두 달에 한 번 다녔으며, 에베쓰 시에 있는 통합 의료원에 지금도 1년에 한 번 정도 다니고 있다.

우쓰미 선생의 지도로 몸을 따뜻하게 하기, 좋은 식품을 선택하기, 설탕을 포함한 감미료를 최대한 사용하지 않기를 실천하고 있다. 그리고 너무 열심히 일하지 않는 것도.

직장에서는 일하는 스타일이 바뀌었다고 생각한다. 집에서는 전자레인지를 쓰지 않고 오븐 기능만 이용했다. 차츰 병원에 갈 일이 없어졌다. 다양한 지식을 얻고 싶어 대체요법과 건강에 관한 것을 조사하고 실천하게 되었다.

현재는 병원에 다니지 않기 때문에 암이 작아졌는지 커졌는지 전혀 모르지만 건강하고 활기차게 지내고 있다. 내 증상을 이해하고 내 몸을 느낄 수 있다면 병원에 갈 필요는 없다고 우쓰미 선생에게 지도를 받았기 때문이다.

단것은 거의 먹지 않고, 가끔 남이 주는 것만 조금 먹는다. 선생의 지도하에 티라딘을 서서히 줄여서 병원 통원이 끝났을 무렵에는 먹지 않게 되었다. 그러자 배변이 너무 심하게 되지 않아서 변비가 되는 바람에 지금은 50ug를 4분의 1 분량만 아침에 한 번 복용한다. 쾌변은 아니지만 적당히 문제가 없을 정도가 되었다. 소량의 티라딘을 복용해도 호르몬제는 각성 효과가 있으니까 되도록이면 복용하지 않는 편이 좋다는 지도를 받았다.

나의 암뿐만 아니라 아이와 남편의 감기 등을 포함하여 질병에 대한 생각이 근본적으로 바뀌었기 때문에 병원에 의지하는 일은 거의 없고 약도 안 먹고 아이들에게는 예방 접종도 하지 않게 되었다.

집에서는 양질의 식품을 섭취하지만 주말에는 외식을 할 때도 있고 직장에서 회식을 해야 하는 경우도 있다. 항상 좋은 것만 먹는 것은 거의 불가능하기 때문에 최대한 나쁜 것을 피하고 집에서 식사할 때는 양질의 식품을 선택해서 먹으려고 노력하고 있다.

직장에서는 학생들에게 좋은 식사와 백신의 문제점 등 여러 가지를 가르쳐주고 싶지만, 교과서와는 다른 점도 많아서 전달하기가 어렵다. 그래도 이런 의견도 있단다, 데이터가 있어, 라며 객관적인 정보를 제공해서 텔레비전과 언론보도에만 휩쓸리지 말고 시야를 넓게 보라고 알려준다.

그래, 검진 받으러 갈 필요가 없어, 라는 말을 아이들에게 전달하고 있다.

예전부터 암을 치료하기 위해 이리저리 헤매다가 전이되는 바람에 결국 서양의학으로는 말기 암이 된 내가 지금은 13년이 지났는데도 이렇게 건강한 모습으로 살아있다.

환자 리포트_❸

합숙하면서 지도 받은 대로 실행하니 말기 암인데도 건강하다
T·K씨(44세, 후쿠오카, 1급 건축사)

2015년 여름 경, 하복부 주위가 갑자기 살이 찌기 시작한 것이 징조였다. 탄수화물을 빼고 저녁 식사량을 줄이는 등 다이어트를 했지만 특별하게 변화가 없었고, 이듬해 봄 무렵에는 위(胃) 언저리까지 불룩해졌다.

2016년 6월 21일, 우리 도시의 위장과 클리닉에서 초음파검사를 한 결과, 부인과 계통의 이상이 있다는 진단을 받았다. 종합병원에서 정밀검사를 권유받아 6월 25일 K병원에서 초음파 검사를 했더니 증상이 심각하다고 했다. 바로 그날 CT검사를 한 결과 난소에 종양(왼쪽 20cm, 오른쪽 5cm)이 있다고 했다.

이미지만으로는 양성인지 악성인지 판단하기 어렵지만 일부 영상에서 악성을 확인했으며 복수 약 1.2ℓ를 확인했다고 했다. 뢴트겐검사에 따르면 폐가 새하얗고 공기가 들어 있지 않다는 것이었다. 복수는 악성 종양일 경우에 발생한다는 말을 듣고 충격을 받은 것을 지금도 기억한다. 그런데 복수를 빼낸다고 해도 폐가 망가진 상태이므로 폐에 물이 남게 되므로 폐수종이 될 가능성도 있다고 했다.

"죽지 않을 거야!"

처음으로 그런 격한 감정을 느끼며 마음이 흔들렸다. 암에 대한 공포와 더불어, 폐종양 때문에 숨을 쉴 수 없을 정도였다. 이 정도까지 진행되었다면, 복막파종(암세포가 복막에 전이된 증상) 상태도 생각할 수 있어 시급하게 치료를 시작해야 한다고 했다.

전이 여부를 확인하기 위해 위(胃), 대장(大腸) 카메라, MRI 촬영이 준비되어 수술 일정이 잡혔지만 그 후 모두 취소했다. 왜냐하면 내가 병에 걸린다고는 생각하지 못해 정말 너무 큰 충격을 받은 상태에서 막상 수술을 받으려고 생각하니 도대체 뭐가 뭔지 알 수가 없어서 검사도 받지 않기로 했다.

6월 27일에 오사카에서 우쓰미 합숙소에 들어가기로 했다. 우쓰미 선생을 언제부터 알고 있었는지는 잘 기억나지 않지만 페이스북에서 이미 팔로잉하고 있어서 암 진단을 받기 전인 4월에 신청해 둔 것이었다. 타이밍이 좋았다고 생각한다.

우쓰미 합숙소 친목회에서 선생에게 다음과 같은 조언을 받았다.

- 4단계(복막파종이 있는 말기 암)에서 시행하는 개복 수술은 장기 손상을 초래하므로 소용없는 일이다. 이는 현대 서양의학에서조차도 일반적인 생각이므로 서양의학에서는 항암제를 선택한다. 수술을 위한 검사도 물론 쓸데없는 짓이다.
- 백미, 밀가루, 설탕을 먹지 않는다.
- 채소에 원 효소를 뿌려 먹는다.
- 도쿄에 있는 클리닉에 와도 되지만 진료 기간이 짧고 멀기 때문에 질병 합숙에 참가하는 것이 어떨까?

규슈에서 알고 있던 병원 'Y클리닉', 'M의원'을 소개를 받았는데, 그곳에서 받은 TQ칩을 난소의 '혈'에 붙이라는 조언을 받았다. TQ칩이라는 것은 일종의 동전파스 같은 것으로, 붙이면 그 부분이 양성 전이하는 기능이 있다고 한다.

그 후 7월 하순에 오사카 질병 합숙에 참가했는데, 참가 인

원이 20명이 넘는 것을 보고 압도되었다.

이 무렵부터 대체의학을 시작했다. 병원과 약으로 인한 폐해는 대체의료사들의 블로그를 통해 세미나에 참가해서 거기서 만난 사람들에게 정보를 받아 7월 4일 T메디컬 클리닉의 S 선생에게 면역 치료 상담을 받았다. 그 결과, 복수(腹水) 증상에 대한 대책으로 CART라는 방법이 있다고 알려주었다. 이 것은 복강에서 복수를 뽑아 암세포를 제거한 다음 여과하고 농축해서 몸에 유효한 단백질 성분을 몸에 돌려보내는 것이다. 비용과 시간이 문제가 되므로 후쿠오카에서 할 수 있는 병원을 찾는 것이 좋을 것 같다는 조언을 해 주었다.

후쿠오카에 돌아간 뒤 복수가 차서 생활하기 어려워지자 결국 10월 8일에 T병원에서 CART를 하게 되었다. 뢴트겐을 찍어 보니 복수뿐만 아니라 흉수도 있다는 것을 알게 되었다. 흉수의 양이 많아서 오른쪽 폐를 짓누르고 있었기 때문에 오른쪽 폐가 제대로 작동하지 않았던 것이다.

게다가 오른쪽 폐의 아래 부분에 있는 형체로 보아 암이 폐로 전이되었을 가능성도 있다고 했다. 그 후 CART를 1개월에 1회 연속해서 받았고, 최근에는 2주에 1회 받고 있다.

우쓰미 선생에게 소개를 받은 M병원에서는 음악 치료와 고농도 비타민 링거를, Y클리닉에서는 한방을 처방해 주었다.

11월에는 후쿠오카 합숙에 참가했는데, 참가자가 10명으로

소수였다. 오사카에서 합숙할 때 비하면 스스로 어떻게든 해 보고 싶다는 마음의 변화가 있었기 때문에 이전보다 적극적으로 선생의 지도를 따르게 되었다.

메타트론을 해 본 결과 폐, 위, 뇌, 간장이 피로한 상태라는 것을 알게 되었고, 자궁과 난소, 유선이 전혀 반응하지 않는다는 것을 확인하고 점점 내 몸을 어떤 방법으로든 치료해 주고 싶다는 생각이 간절해졌다.

그 후에는 친목회와 합숙에서 선생이 지도해 준대로 지켜 다음과 같은 사항을 실천했다.

- 1일 1.5식을 실천한다.
- 백미를 끊고 현미를 하루에 한 그릇 먹는다.
- 밀가루, 설탕은 끊는다.
- 식사를 '콩참미채어표감'식으로 한다.
- 암반욕과 쑥찜질로 몸을 따뜻하게 해서 땀을 흘린다.
- 좋은 기름(오메가3 등)을 많이 섭취한다.
- 수소 환원 차(아리가토 보틀)를 마신다.

내가 왜 암에 걸렸는지 생각해 보라는 선생의 말을 듣고 생각해 보게 되었다. 선생 덕분에 '사회독'과 약의 폐해가 내 몸을 해치고 있다는 것을 잘 이해할 수 있었고 식사요법도 이해하게 되어 적극적으로 실천하고 있다.

가장 고민되는 것이 한의학을 기반으로 한 우쓰미식 근본 치료법이다.

유방암, 자궁암, 난소암 등이 여성성을 부정해서 생긴 병이라는 말을 듣고 처음에는 도대체 그 말을 이해할 수 없었다. 나는 남자처럼 살고 싶다고 생각한 적이 한 번도 없었기 때문이다.

또 난소암에 걸린 여성은 아이를 낳고 싶지 않은 욕구가 있을지도 모른다는 말을 들었지만, 남보다 몇 배로 아이를 갖고 싶었던 나에게는 맞지 않다고 생각했다. 싱글맘인 어머니의 뒷모습을 보면서 직업을 가질 수 있는 기술을 익히고 싶어서 건축사 자격증을 따게 되었고, 지금은 독립해서 일을 계속하고 있다. 지금까지 결혼이나 임신은 인연이 없었을 뿐이라고 생각했다.

이것을 찾기 위해 세션을 받게 되었다. 처음으로 우쓰미 선생에게 가 보자고 생각했다. 그런데 우쓰미 선생처럼 키네시올로지를 배우고 있는 다나카 신지 선생이 규슈에 온다는 말을 우쓰미 선생에게 듣고 다나카 선생의 세션을 받게 되었다. 거기서 처음으로 나의 심층 심리 문제에 직면했다. 나는 세션을 받으면서 눈물을 펑펑 쏟았다.

왼쪽 난소에 암을 앓게 된 것은 지금 말한 것처럼 어머니와의 관계가 원인일지도 모른다. 폐로 전이된 것은 폐가 슬픔을 모으는 장기이므로, 그때까지의 슬픔을 폐가 온몸으로 받아주었기 때문이 아닐까. 어쨌든 이렇게 아프고 괴로운 병을 발판으로 해서 살아갈 수밖에 없다.

이제는 이곳에 암이 있고 복수가 고여 있다는 것이 사실은 내 감정이 쌓인 결과라는 것을 새삼 알게 되었다.

현재는 병원에서 한 번도 검사를 하지 않아서 암 상태가 어떻게 되었는지 알지 못한다. 암 진단을 받은 지 1년이 되었지만 나는 아직 살아있다. 4월에는 1주일 동안 하와이여행을 다녀왔다. 그곳에서 병을 앓게 된 후 제한했던 파스타도 마음껏 먹었다. 정말 맛있었다. 살아있어서 만끽할 수 있는 추억도 많이 만들었다. 말기 암에 걸린 복수가 가득 찬 환자라며 기껏해야 수명이 3개월밖에 남지 않았다는 말을 들었지만, 말기라는 진단을 받고 1년이 된 지금도 아주 건강하다.

제7장

보조요법에 대한 개념

보조요법에서 가장 중요한 개념

보조요법은 이해하기는 아주 쉽지만 실천하기가 정말 어렵다는 문제가 있다.

그런데 보조요법이란 어디까지나 보조요법일 뿐이며 암 치료의 주된 방법론은 아니다. 3단계에서도 설명했듯이 나는 구체적인 방법인 3단계(식사요법 등)만으로는 치료 효과가 별로 나타나지 않는다고 생각한다. 효과가 나타나는 것은 경도 암의 경우다.

난치성 암 치료에서 가장 중요한 것은 우쓰미식으로 대표되는 정신과 육체의 관계다.

즉 2단계인 '사람의 몸이란 무엇인가? 질병의 본질이란 무엇인가? 인체의 시스템이란 무엇인가? 증상이란 무엇인가? 그리고 자신의 마음과 질병의 관계는 무엇인가?'에 대해 탐구하고 배우며, 여기에 구체적 방법인 3단계를 결합하는 것이다.

그리고 말기 암에서 살아난 사람들의 공통된 규칙이 '발상의 전환'임을 이해하는 것이 중요하다고 언급했다.

그런데 환자가 되면 아무래도 바로 구체적인 방법(즉 보조요법)에 의존하게 된다. 그래서 실천하기 어렵다는 것이다. 그런 사람들은 대체로 증상이 개선되지 않는 경우를 나는 많이 봐왔다. 그렇게 해서 치유한 사람도 세상에 있을 것이다. 그러나 내 경험으로 보아 고치기 어려운 암일수록 살아난 사람은 반드시 2단계를 중요시했다는 사실이다.

내가 암에 걸렸을 때 실천하게 될 보조요법

지금부터 하는 것은 2단계가 없으면, 밑 빠진 독에 물 붓기가 될 가능성이 높다. 식사요법, 건강식품 등의 도구는 병의 원인을 제거해 주지 않는다. 그런 사실을 이해한 후에 내가 암에 걸렸을 때 실천할 예정이며, 우리 클리닉에서도 추천하는 방법은 다음과 같다.

① 양약은 모두 끊을 것[갑자기 끊지 말 것]

② 해독요법[저온사우나와 도판욕(陶板浴)으로 독소 배출 및 체온 상승. 다만 저온사우나는 체력 소모가 심하므로 주의]

③ 수소나 전자 계통의 환원 제품을 이용할 것

④ 좋은 기름을 많이 섭취할 것

⑤ 알로에베라, 모링가, 남조류(blue green algae) 등의 보조식품 이용

⑥ 양자의학[동종요법(homeopathy)과 메타트론요법 등의 이용]

⑦ 곤약 찜질과 생강 찜질

⑧ 전국의 파워 스폿(power spot) 돌아다니기

⑨ 웃기, 취미가지기, 감사하기

⑩ 하체와 몸통의 근육 단련하기

당연한 말이지만 다양한 요법을 실천하는 데 있어서 가장 중요한 것은 몸 상태다. 몸 상태에 맞춰서 하는 것이 중요하며 체력이 떨어지면 근육 트레이닝을 할 수 없다.

또 약물을 끊기 위한 지도는 의사가 아닌 치료사나 테러피스트는 법률상 할 수 없기 때문에 상담할 수 있는 소수의 의사에게 지도를 받거나 우리 클리닉에 오거나, 약물에 대해 스스로 공부해서 서서히 중단해야 한다.

후자의 경우에는 자기 책임이 되기는 하지만 약을 끊는 것은 금단 증상을 동반하는 경우가 많기 때문에 가능하면 전문가의 지도에 따라 서서히 중단하는 것이 바람직하다. 약물에 따라 복용하면 안 되는 이유에 대해서는 제1장을 참고하기 바란다. 더 자세하게 알고 싶은 경우는 내가 쓴《의학불요론》를 읽어 주기 바란다. 한마디로 모든 약물은 면역을 저하시키고 암을 악화시킨다.

내가 클리닉에서 하고 있는 구체적인 치료법

나는 암뿐만 아니라 모든 질병은 환자 자신이 지식을 가지고 스스로 선택하고 치료할 의지가 있는 사람이 나을 가능성이 많다고 생각한다. 우리 클리닉에서 시행하는 치료법도 반드시 우리 클리닉에서만 하는 것이 아니고, 기본적으로 방법을 알고 나면 누구라도 집에서 실천할 수 있는 방법이다. 그래서 나는 정기적으로 집중 합숙을 하고 있다.

암환자에게는 다음의 5가지 요법을 시행하고 있다.

① 선택적 식사요법
② 메타트론 측정
③ 온열요법과 디톡스
④ 건강보조식품 이용
⑤ 우쓰미식 근본요법(키네시올로지, 언어의학, 심리학을 융합한 독창적인 요법)

'암은 독을 모아 주는 세포'이므로 암을 완전히 치료하는 요법의 원칙은 좋은 음식과 건강한 정신 그리고 해독이다. 식사요법은 이미 설명했고, 그 외 대체요법 중에서도 암에 강한 것은 온열요법으로 알려져 있다. 암세포는 38도 이상의 환경에서는 생존할 수 없기 때문이다. 그러나 이 이론에는 한 가지 문제가 있다. 따뜻하게 하면 무슨 병이든지 낫는다고 생각하는 사람이 많다. 우리 클리닉에서도 온열요법과 디톡스 치료는 하고 있는데, 이것은 치료하기 위한 보조 방법 중 하나일 뿐이며, 이 방법만으로는 낫지 않는다는 사실을 명심해야 한다.

메타트론 - 주파수 측정기

: 주파수 측정기란?

　나는 양자의학을 응용한 메타트론이라는 주파수 측정기(정확하게 말하면 엔트로피 측정기)를 도입해서 환자의 몸 상태를 체크하고 있다. 양자의학에 대해서는 앞에서 설명했는데, 기계화는 러시아와 독일에서 상당히 앞서가고 있다. 메타트론에 대해 이해하기 위해 먼저 기계물리학에 대해서 알아보자. 이해하지 못해도 상관없으니 그냥 읽어 주기 바란다.

　컴퓨터와 휴대폰, 레이저광선, 반도체는 양자 역학이론을 응용해서 개발된 것이다. 전자공학과 초전도(超傳導) 현상도 양자 역학을 기초로 전개되고 있다고 한다. 기존의 물리학으로는 원자와 분자, 전자, 소립자 등은 위치와 운동량 두 가지를 동시에 정확히 측정할 수 없었다. 이런 기술은 원자와 전자가 입자로써의 특징을 가지는 동시에 파동의 특징을 가지고 있으며, 반대로 빛이나 전파 같은 전자파도 파동의 성질을 가지는 동시에 입자의 특징을 가진다는 개념으로 설명된다. 이것은 즉 '모든 입자는 파동의 성질을 동시에 가진다'라는 뜻이다.

　이러한 성질을 가진 양자라는 개념을 도입하면 양자의 확률 분포를 수학적으로 설명할 수 있고 입자와 전자파의 행동을 이해할 수 있다. 이것을 양자 역학이라고 한다. 이렇게 쓰고 보니 이해하기 어려울 수도 있지만, 쉽게 말하면 지금 눈에 보이는 과학만으로는 설명할 수 없는 눈에 보이지 않는 다양한 것들을 설명할 수 있게 된다. 그래서 양자 역학에 관심이 쏠리고 있는 것이다.

물질의 소재는 많은 '원자'가 모인 것인데, 이것을 지구 수준으로 확대시키면 구멍이 숭숭 뚫려 있다. (그림) 전자와도 관계되는데, 이 원자 내부에 관한 물리학이 양자 역학이라는 사람도 있다. 여러분은 아이의 마음으로 돌아가서 한 번 생각해 보기 바란다. 그 사이 (그림의 화살표 부분)에 아무것도 없다고 생각하는가? 내가 배우는 물리학과 양자의학은 그렇게 생각하지 않는다. 여기에 뭔가 있다, 여기에 정보가 있다고 보는 것이다.

전자와 양자는 비슷하다고 취급하는 경우가 많으며, 전자도 파도처럼 파동성을 가지고 있다고 여긴다. 그것이 어떤 파도가 되는지 함수 형태로 기록한 것을 '파동함수'라고 한다. 그리고 이것을 이해하기 위해 '파동방정식'이라는 방정식을 풀고, 그 방정식을 풀기 위해 '연산자'와 '고유 상태'를 생각한다.

조금 어렵겠지만 파동방정식으로 유명한 것이 '슈뢰딩거의 방정식'이다. 한 마디로 말하면 '고유 상태인 파동함수를 찾는 것이 양자 역학'이라고 한다.

일반인은 이런 어려운 것을 이해할 필요는 없다. 관심 있는 사람만 스스로 연구해 보기 바란다.

원자

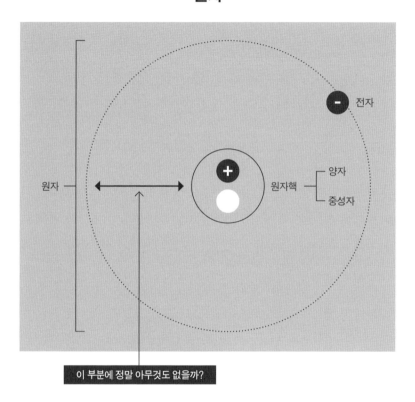

원자

전자

양자

중성자

원자핵

이 부분에 정말 아무것도 없을까?

메타트론은 엔트로피를 측정해서 시각화

자, 이제부터 본론에 들어간다.

메타트론(우리 클리닉에서도 취급하고 있는 러시아 엔트로피 측정기기)은 엔트로피(무질서의 정도를 나타내는 물리량)를 측정하여 몸의 상태를 파악한다. 슈뢰딩거는 "생물이 탄생한 상태에서는 엔트로피가 작은 상태에서 안정되어 있지만, 살아있는 동안 여러 가지 자극을 받으면서 변화하여 결국 다른 장소에서도 안정을 찾게 된다"고 주장한다.

이렇게 말하면 어렵게 느낄 수도 있지만, 메타트론이라는 것은 이 엔트로피가 커지는지 작아지는지, 뿔뿔이 흩어지는지 모이는지를 측정할 뿐이다. 측정만 하면 그곳이 재생하려고 하는지 붕괴하려고 하는지 상태를 알 수 있다. 궁극적인 붕괴 상태로 접어들고 있는 것이 암세포이며, 재생하려고 하는 상태는 염증 상태라고 할 수 있다.

따라서 이 붕괴 상태를 반전시켜 역주파수를 내보내 흐트러진 주파수를 보정하는 것이 메타트론을 응용한 방법론이다. 메타트론은 이것뿐만 아니라 그 사람에게 맞는 식사요법과 건강식품, 파워스톤, 허브, 정신 상태 파악, 경락 등의 쇠약 상태를 측정할 수 있다.

내가 메타트론을 사용하고 있기 때문에 설명했는데, 메타트론만 대단한 것이 아니라 일본에 있는 그 외 다른 측정기도 효과가 있다고 생각한다. 내가 메타트론만 사용하고 다른 측정기를 사용하지 않을 뿐이므로, 다른 기계를 취급하는 사람이 있으면 참고해도 될 것이다.

양자의학은 전 세계 고대의학의 계승자

설명이 장황해졌는데, 메타트론이란 한 마디로 말하면 '주파수와 엔트로피에 착안'하고 있을 뿐이다. 우리 몸, 지구에 있는 여러 가지 물질과 물체, 공기 중에 있는 것은 모두 고유의 주파수를 가지고 있다. 이것은 과학적으로 반복해서 관찰할 수 있다.

메타트론은 한의학과 아유르베다의 사고가 널리 받아들여지고 있어 세계 최첨단 기술과 전승의학이 융합한 것으로, 전신의 생체 자기장 에너지(한의학에서 말하는 '기')를 읽어서 엔트로피 상태를 객관적으로 측정해서 보정하기 위한 것이다.

약 800개소의 몸 상태를 분석해서 컴퓨터로 표시하면서 주파수 보정도 할 수 있다. 측정 방법으로는 처음에 헤드폰 같은 것을 장착한다. 감각 신경의 전기 신호와 뇌파를 포착해서 전신의 주파수 상태를 체크한 후 이것이 컴퓨터 화면에 신체 부위별 증상으로 나타난다. 신체 부위에 1부터 6까지 점수가 매겨지는데, 1은 아직 움직이지 않은 상태나 잠재적인 상태를 나타낸다. 2가 가장 좋은 상태이며, 3은 보통, 4는 조금 피로가 쌓여 있는 상태, 5는 피로한 상태, 6은 아주 피폐한 상태라는 것을 수치로 나타낸다. (사진 참조)

메타트론으로는 환자의 주파수를 판독할 뿐 병명을 알아내는 것은 아니다. 위장의 주파수 상태가 나쁜 사람은 위(胃)와 장(腸) 부분이 짙은 색으로 채색된다. 이 색깔이 나쁘다는 것이 반드시 증상이나 병명과 일치하지는 않는다는 것이 포인트다. 이것을 해독하려면 일정한 전문적 지식이 필요하기 때문에 아쉽지만 여기서는 생략한다. 암이 있는 부위가 검게(6정도) 나오지 않는 경우가 많다. 암이 있는 부위는 3이나 4가 나오는 경향이 많은데, 이것이 '암은 독을 모아 주는 세포'라는 개념과 가깝다.

그 외의 장기가 검고 약할 경우 왜 그곳이 약한데 다른 위치에 병이 생긴 것일까. 이것은 우쓰미식 사고방식과 한의학적인 사고방식에 가깝다. 따라서 메타트론을 볼 때는 서양의학적 사고가 아니라 한의학과 동종요법, 아유르베다의 사고방식으로 보아야 한다.

반복하는 말이지만 메타트론이 사람에게 직접 도움을 주는 것은 아니다. 이 또한 보조 기기에 불과하므로 2단계와 심신일여의 실천방법인 기본 식사요법과 정신요법을 중요하게 생각하지 않으면 밑빠진 독에 물 붓기가 되어 버린다.

하지만 메타트론은 용도가 넓기 때문에 최근에는 체질 판정이나 미래의 질병 예방을 목적으로 검사하고 싶어 하는 사람이 늘어나고 있다. 다만 질병의 경우, 한번 시술로 보정을 하려는 사람들은 우리 클리닉에서는 거절하므로 참고하기 바란다. 메타트론의 또 다른 장점은 몸 상태뿐만 아니라 어떤 음식물이 자신에게 궁합이 맞는지 판정할 수 있다는 점이다. 앞에서 설명한 식사요법과 메타트론은 밀접한 관계가 있다.

온열요법과 디톡스

: 현대의 독은 '지방'에 쌓인다

암을 완치하는 요법은 좋은 음식과 건강한 정신 그리고 해독을 원칙으로 한다. 해독(디톡스)에 관해서는 현대의 독이 '지방'에 모인다는 것을 이해할 필요가 있다. 예전부터 독, 예를 들어 감염증을 일으키는 균과 바이러스는 혈액과 내장에 문제를 일으키고 지방에는 쌓이지 않았다. 한편 식품 첨가물과 농약, 의약품, 트랜스 지방산 등 현대 특유의 독은 대부분 석유성 제품이며 '지용성 독', 즉 기름에 녹는 것뿐이다.

지용성 독은 몸속에 들어가면 지방에 녹아서 계속 쌓인다. 그러면서 혈액 속으로 들어갔다가 나갔다 하면서 온몸을 돌면서 서서히 몸을 잠식해 간다. 문제는 지용성 독의 경우 증상이 즉시 나타나지

메타트론

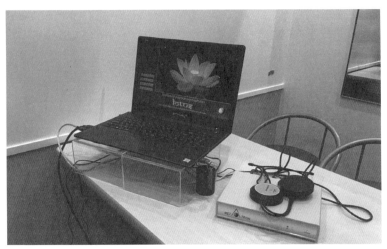

▲ 메타트론과 헤드폰

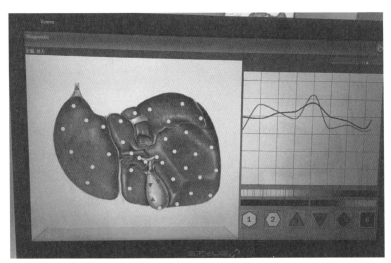

▲ 메타트론의 판정 형상

않은 채로 뇌를 잠식하고 결국 몸을 해치게 된다.

인간의 뇌는 대부분 지방이기 때문에 지용성 독의 해를 직접 받는다. 또 신경계와 세포막에도 지용성 독은 사정없이 파고 들어간다. 지방에 쌓인 독을 해독하려면 지방을 교체할 수밖에 없다.

그러기 위해서는 기계를 관리하는 차원에서 더러워진 엔진 오일을 바꾸듯이, 독으로 오염된 지방을 먼저 제거하고 깨끗한 지방을 넣어 주면 된다. 인간의 몸은 물과 지방으로 구성되어 있어 상호 작용을 한다. 땀을 흘림으로써 지방이 교체되면 유해 금속, 비소, 불소, 방사능 등 미네랄 독을 해독하는 데도 유효하다.

: 해독에는 저온사우나가 효과적

농약도 식품 첨가물도 약도 모두 꺼내는 방법은 같다.

우선 독을 빼고 좋은 것을 넣는다. 이렇게 하면 심하게 오염된 몸속도 서서히 깨끗해진다. 지금까지 쌓아온 지용성 독을 제거하려고 하면 쉽지 않겠지만, 빼내려고 하면 땀을 흘리는 것이 가장 효과적이다. 예전에는 독을 대변과 소변으로 배출하라고 배웠다. 이것이 틀린 말은 아니지만, 안타깝게도 현대의 독은 지용성 독과 미네랄 독이므로 대변과 소변으로는 배출하기 어렵다. 그래서 땀을 흘리는 방법이 주목받게 된 것이다.

해독법 중 가장 강력한 것은 저온사우나다. 우리 클리닉에서도 저온사우나를 2대 갖추고 있고, 쑥찜질도 1대 설치해 두었다. 저온사우나는 오래 있을 수 있고, 계속 '들어갔다 나갔다'하면서 몇 시간이라도 머물 수 있다. 그로 인하여 많은 지용성 독이 배출되고, 그 외에도 온열에 의한 혈류 촉진, 면역력 상승 등의 효과를 기대할 수 있다. 강제적으로 땀을 많이 흘리게 하기 때문에 지용성 독뿐만 아니라 유해 금속과 방사능 물질을 배출하는 데도 효과적이다.

중요한 것은 저온이라는 점이다. 대중목욕탕에 있는 일반적인 사우나의 경우, 온도가 너무 높아서 오래 들어가 있기 힘든 경우가 많다. 또 고온에서 몸이 갑자기 뜨거워지면 땀을 흘려도 수분이 중심이 되므로 지방은 교체되지 않는다. 지방에 쌓인 독을 빼내려면 시간을 들여서 천천히 땀을 흘리는 것이 가장 효과적이다. 그렇게 하면 지방이 연소되면서 지방에 쌓여 있던 독이 땀과 함께 배출된다.

실제로 헤로인 중독자가 저온사우나에 들어간 후, 흘리는 땀에 헤로인이 포함되어 있다는 데이터도 있다. 그만큼 효과가 즉시 나타나는 해독법이라고 할 수 있다. 최근에는 대형사우나 시설에는 다양한 종류의 사우나가 몇 개나 설치되어 있는 곳도 있다. 스팀사우나, 미스트사우나는 저온사우나와 같은 효과를 얻을 수 있다.

이런 방법은 암 치료에도 효과적이다. 저온사우나는 중증 약물중독 환자와 방사능 해독이 필요한 환자에게 사용할 정도로 강력한 방법이다. 걸레를 짜듯이 독을 배출할 수 있는 가장 효과적인 방법이지만, 의사의 지도가 없이 스스로 할 경우에는 반드시 그때마다 몸 상태를 고려하고 상담을 하면서 하는 것이 좋다. 특히 일부 암환자는 체력이 상당히 떨어진 경우가 있는데, 그런 환자는 하지 않는 편이 좋다.

: 그 외의 온열요법

저온사우나보다 강도와 효과가 느린 편이지만, 천천히 땀을 흘린다는 의미로는 암반욕과 항산화 도판욕, 반신욕, 쑥찜질과 최근 유행하는 핫요가도 좋다. 암반욕과 도판욕, 쑥찜질은 몸을 천천히 따뜻하게 만들기 때문에 저온사우나와 마찬가지로 림프구 활성을 증가시켜 면역력을 높인다는 장점도 있다. 우리 클리닉에서는 부인과 질환 등에 쑥찜질을 활용한다. 고령자가 부담없이 할 수 있는 것은 도판욕이다.

반신욕은 땀을 흘리는 방법 중 집에서 할 수 있는 가장 쉬운 방법이다. 부종 개선, 피부 미용 효과가 있다고 알려져 있으므로 이미 습관적으로 하고 있는 사람도 많을 것이다. 다만 반신욕은 한 가지 문제가 있다. 수돗물에 함유된 염소와 납, 아연, 알루미늄이 문제다. 일반적인 목욕이라면 몰라도 반신욕은 욕조에 들어가 있는 시간이 길기 때문에 모공으로 유해 물질이 스며들기 쉽다. 모처럼 땀을 흘리는데, 오히려 유해 물질을 흡수해 버리는 것은 바보 같은 짓이다.

가장 좋은 것은 목욕탕에도 정수기를 장착하면 되겠지만 매일 목욕물을 채우려면 비용이 많이 들기 때문에, 그 대신 귤이나 유자, 레몬 껍질을 욕조에 넣으면 된다. 다만 욕조에 감귤류나 비파 잎을 넣더라도 무농약으로 재배한 것이 아니면 역효과가 난다는 것은 말할 필요도 없다.

또 온열요법은 몸의 체온을 상승시키는 효과도 있다. 암환자를 진찰해 보면 저체온증인 경우가 아주 많다. 자주 거론되는 말인데, 체온이 35도가 되면 면역력이 저하되어 암세포 증식이 활발해진다. 반대로 체온이 상승할수록 면역력도 상승해서 자기 치유력을 회복한다는 것을 알고 있을 것이다. 움직일 수 있는 사람은 운동을 해서 체온을 상승시키는 것이 좋다는 것을 명심하는 것도 중요하지만, 해독과 동시에 체온을 올려서 면역력을 높이는 온열요법은 집에서도 실천할 수 있어서 보조요법으로써는 돈도 들지 않고 효과적인 수단이다.

건강보조식품

다시 한 번 강조하면 건강보조제나 건강보조식품으로 낫겠다는 생각은 하지 말기 바란다. 또 많은 종류의 약을 먹는 행위를 삼가기 바란다. 수많은 종류의 약을 먹는 사람들이 돈을 투자할 만큼 투자하고도 거의 대부분 치료하지도 못하고 실패로 끝나버리는 경우를 많이 봐왔다. 그런 환자들이 우리 클리닉을 찾아온 경우, 나는 먼저 기본적인 내용을 가르쳐 주면서 건강보조제를 모두 끊게 한다.

영양요법으로 하는 치료는 기본적으로는 '식생활의 근본적인 개선'으로 요약될 수 있는데, 심하게 결핍된 영양소를 빨리 보충해야 할 때는 건강보조제가 위력을 발휘한다. 건강보조제는 말하자면 서양 약에 가깝다. 건강보조제는 기본적으로 단기간에 영양을 빠르게 보충할 목적으로 사용하는 것이므로, 그 폐해까지 모두 이해한 후 스스로 잘 확인해 보고 섭취할 필요가 있다. 건강보조제를 먹으라는 클리닉의 말에 따르다가 결국 실패한 사람들을 많이 봐왔다.

이 경우 건강보조제와 건강보조식품은 별도로 생각한다.

건강보조식품은 추출하는 것이 아니라, 자연의 약초 등을 가공한 것이라고 생각하면 된다. 이것은 분말이나, 차, 주스 형태로 제조되는 것으로, 건강보조제와는 다르다.

내가 만약 암에 걸린다면 이 추출되지 않은 타입의 건강보조식품을 선택할 것이다.

구체적인 것은 뒤에서 설명하겠지만, 인공 추출한 건강보조제가 나쁘다는 것은 아니고 어디에서 어떤 목적으로 사용할 것인지가 문제다. 단지 인공 추출한 건강보조제는 암에 효과가 있는 피토케미컬(phytochemicals) 성분이 거의 없기 때문에 암에 걸렸을 경우에는 잘 사용하지 않는다.

나는 액체 형태의 미네랄제를 가끔 사용한다. 예를 들어 간수, 규소액, 암반 미네랄액(식물 미네랄액도 포함) 등인데 나는 이런 것들을 조미료라고 생각한다. 실제로 우리 집에서는 이런 것들을 소금 옆에 놓아두고 요리의 맛을 낼 때 살짝 뿌려서 조미료처럼 사용하고 있다. 요리용 허브와 생약 등도 그대로 요리에 사용하는 것이 좋다. 이 내용은 제4장 뒷부분에 있는 해독 이야기와 연결된다.

그런데 앞서 설명한 바와 같이 내가 암환자에게 처방할 때 원칙적으로는 한 가지를 사용한다. 여러 가지를 사용하면 파워가 몇 배로 늘어날 것이라고 생각하기 쉽지만 반대로 상쇄될 수도 있다.

이것은 양자 역학적인 발상으로써, 여기서는 자세한 이야기를 생략한다. 어쨌건 여러 종류를 섭취하면 좋을 것이라고 생각하겠지만 조금만 생각해 보면 알 수 있다. 다음에 예를 드는 것은 우리 클리닉에서 사용하고 있는 제품이다.

● 남조류(Blue Green Algae, 원산지가 해외인 조류계 식재료)

35억 년 전에 탄생한 미토콘드리아와 엽록체의 기원이다. ORAC(활성산소 흡수 능력)가 매우 높고, 또 피코시아닌(phycocyanin)이라는 발암 억제 물질도 함유되어 있으며, 스피룰리나(spirulina, 조류계 식재료)와 비교해도 페닐에틸아민(phenylethylamine)이 함유되어 있지 않은 점, 오메가3가 많다는 점, 무코 다당류가 많은 점 등 스피룰리나보다 더 큰 방어 효과를 기대할 수 있어 내가 암 치료에 자주 사용하는 식품이다.

● 알로에 베라(무코 다당류가 풍부한 약초)

오래전부터 약초로 이용되어 왔으며 방사능 대책으로도 이용된다. 면역조절 작용이 탁월한 보조식품이다. 나는 교원병, 피부 질환에도 자주 사용한다.

● 모링가(인도 약초)

해독력이 뛰어나다. 특히 체력이 약한 사람에게 효과가 있는 제품이다.

● 수소수(水素水)

수소의 가장 중요한 작용은 환원 작용이다. 활성 산소의 활성을 빼앗아 환원시키는 데 사용한다. 활성 산소는 중간물질로써 노화와 염증반응, 암 유발 등과 관련된다. 활성 산소는 미토콘드리아에서 발생한다. 산소는 인체에 필요한 원소이기도 하지만, 경우에 따라서는 강력한 독이 된다.

요즘은 다양한 수소수가 나오는데, 나는 시판되는 수소수에 대해서는 전혀 믿지 않는다. 분명히 말하면 유해한 것도 있다고 생각한

다. 이 책은 수소 전문도서가 아니기 때문에 좀 더 알고 싶은 독자
는 내가 쓴《아직 아무도 모르는 수소와 전자 이야기》를 읽어 보기
바란다.

우쓰미식 근본 치료

우쓰미식 기본 내용은 제6장에서 간략하게 설명했다. 제대로 진
단하기 위해서는 모두 개별적으로 세션해야 한다고 앞에서 언급한
바와 같이 지면으로는 아무래도 표현하는 데 한계가 있다. 가족 간
이나 트라우마 등의 문제를 심층 심리부터 분석해서 증상과 질병의
관계를 풀어낸다.

하지만 이런 방식으로 하지 않아도 환자 개개인이 각각의 방식으
로 자신의 정신적인 면을 근본적으로 살펴보면 비슷한 효과를 기대
할 수도 있다. 우쓰미식에서 가장 중요한 것은 그런 개념이며, 자신
의 정신적인 면을 살펴보는 데, 우쓰미식만 가능한 것이 아니기 때
문이다. 합숙을 할 때 그룹으로 의견을 주고받는 경우가 많은데, 이
를 계기로 자기 자신을 되돌아볼 기회를 얻을 수 있다.

메타트론 측정을 활용한 식사요법과 온열요법으로 다발성 골수종을 완치

A·K씨(45세, 도쿄, 음식컨설팅)

 2016년 8월, 매년 받는 종합건강검진 결과에서 혈액검사 항목 중 하나에 E판정이 나왔다. 곧바로 도쿄에 있는 N의료센터에서 재검사를 받았는데, 1주일 후에 면역 글로불린 수치가 통상의 5배 이상이라는 결과가 나와 자동적으로 다발성 골수종이라는 진단을 받았다.

 일단 증상이 없으므로 경과 관찰을 하다가 수치가 악화되면 항암제 치료를 하자는 의사의 설명을 들었다. 나는 즉시 왜 골수종에 걸렸는지, 그리고 수치가 악화되지 않기 위해 할 수 있는 일이 없는지 질문했다.

 의사의 답변은 "골수종의 원인은 모릅니다. 그리고 수치가 악화될 때까지 아무것도 할 수 없어요"라고 했다. 또 "유전자가 손상되었고 ○번과 ○번 유전자가 전좌(轉座, 염색체의 자리가 바뀌는 일)를 일으키고 있어요. 이 번호의 조합이 전좌할 경우 발병하면 빨리 진행됩니다"라고 했다. 즉 병이 진행되면 상당히 위험하지만 그때까지 치료할 방법이 없다는 것이다. 도대체 이게 무슨 말인가. 내 일생이 걸린 일인데, 악화될 때까지

방치하라는 말인가. 화가 난다기보다는 기가 막혔다.

　2년 전인 2014년 8월에 담낭염을 앓아 내시경으로 치료한 것 외에는 큰 병에 걸린 적이 없는 나는 원래 서양의학에 대한 신뢰가 없었기 때문에 애초부터 대체요법으로 치료하기로 결심했다.

　우선 해수온열요법으로 암을 극복한 친구가 있어서 친구의 연고로 9월 초부터 그가 다닌 클리닉에 다니기 시작했다. 거기서 해수온열요법으로 치료와 비파잎 온열 치료를 받았다.

　그때 처음으로 내 체온이 35도로 낮은 편이라는 것을 알게 되었고, 무조건 몸을 따뜻하게 하는 데 주력했다. 그리고 반신욕을 하는 것이 일과가 되었다. 또 암은 활성 산소가 몸속에 대량 발생하면 발병하기 쉽다고 해서 수소 흡입을 받았다. 해수온열과 병행해서 암반욕도 하였으며, 매크로비오틱은 이전부터 배웠던 터라 현미 채식으로 식사를 계속했다.

　우쓰미 선생에 대해서는 동일본대지진 후에 페이스북에서 알게 되어 그의 생각에 공감하게 되었다. 당시 업무상 뉴욕에 머무르고 있어서 일본에서 다소 떨어져 있었던 탓인지 선생의 말이 마음에 와 닿았다.

　우쓰미 선생에게 감동을 받은 I씨가 후쿠오카에서 우쓰미 선생의 질병 합숙을 주최해서 자신의 페이스북에 고지한 것을 보고 나는 바로 신청했다. 2016년 가을 무렵의 일이다.

도쿄와는 환경이 전혀 다른 곳에 가서 나에게 일어나고 있는 일들을 객관적으로 바라보고 싶다고 생각했다. 게다가 파동요법과 기기, 메타트론을 이용해서 진단받을 수 있다는 사실에 기대감을 가지고 참가했다. 도쿄에서 멀어지고 싶다는 소망은 부모 대부터 40년간 이어져온 가업의 부담에서 벗어나고 싶다는 생각 때문일지도 모르겠다. 여러 개의 점포를 가진 조직으로, 내 소속 직원만 해도 30명이나 되었다.

후쿠오카 합숙은 1박 2일에 참가비는 약 1백만 원이다. 참가자는 12~13명 정도로 소규모였다. 첫날은 먼저 선생의 한의학과 영양학 등 기본적인 개념에 대한 강연을 들었고, 그 후 메타트론으로 전신의 상태를 보여 주고 그 결과 각 개인별로 맞는 식재료와 맞지 않는 식재료를 가르쳐 주었다.

그 과정에서 알게 된 것은 오랜 기간 계속해 온 현미 채식이 나에게는 맞지 않는 식사법이라는 사실이다. 선생의 말을 듣고 조금 놀랐다. 밀가루보다는 쌀이, 쌀보다는 현미가 좋다고 생각했다. 고기류의 동물성 단백질보다 콩류의 식물성 단백질을 섭취하는 것이 좋다고 생각하며 거의 신앙처럼 믿었다는 것을 깨달았다.

우쓰미 선생의 권유로 지비에를 비롯한 고기(사슴, 멧돼지 등)를 섭취하고, 쌀은 현미가 아닌 배아미를 먹었으며, 기름(아마인유 등)을 적극적으로 섭취하게 되었다.

내 체질은 동물성 단백질 등의 에너지를 외부에서 섭취하는 것이 좋은데, 지금까지 그런 식사법을 피해 왔기 때문에 결과적으로 저체온이 되어버렸다는 것을 알게 되었다.

또 우쓰미식 근본요법으로 가족을 중심으로 한 인간관계도 찾을 수 있었다. 2일째에 선생의 소견을 바탕으로 참가자 전원이 각각 선생의 소견에 대해 의견을 주고받았다. 선생이 대답을 하지 않았던 부분은 참가자 개개인이 생각해 보라는 뜻으로 생각했다. 합숙에서 함께 했던 분들의 의견을 듣게 됨으로써 나를 둘러싼 환경을 상당히 객관적으로 바라볼 수 있었다.

합숙에 참가하기 전에 대체요법으로 치료하는 어떤 의사에게서 "병은 일종의 메시지입니다. 지금 몸 상태가 좋지 않다고 병이 신호를 보내는 것이죠. 그 메시지를 받아들일 수 있으면 병은 나을 수 있습니다"라는 말을 들었다. 그래서 합숙에서 우쓰미 선생의 가르침도 순순히 받아들일 수 있었다.

합숙에서 돌아온 후에도 온열요법을 계속 이어갔다. 그리고 고기(주로 야생 사슴고기)를 적극적으로 섭취했다. 붉은 고기와 지비에를 섭취할 때는 최대한 양질의 고기를 찾았는데, 오사카에 있는 O라는 판매점이 1식 안전 기준이 높다는 것을 알게 되어 인터넷에서 주문했다. 발효식품인 낫토와 된장국, 야채 절임을 섭취하고, 효소 드링크 M을 마시게 되었다. 김치는 첨가물이 없는 N 업체의 김치를 먹고 있다. 아마인유를 매일 한

스푼 먹고, 밥도 배아미로 해서 먹는다. 코코넛오일은 환경호르몬과 비슷한 기능을 하기 때문에 권하지 않는다는 것을 우쓰미 선생에게 들은 후로는 코코넛 오일도 끊었다. 대신 목초를 먹여서 키운 소의 우유로 만든 버터를 사용한다.

그 후 심한 스트레스의 원인이 되었던 가업을 그해 12월에 그만두고 독립해서 케이터링(catering, 일종의 출장요리)과 반찬 사업 컨설팅을 하고 있다.

식사를 바꾸고 난 뒤의 변화는 드라마틱했다. 35도였던 기초 체온이 순식간에 36.5도까지 올라갔다. 2017년 1월에 받은 혈액검사 결과도 좋아져서 면역 글로불린 이외의 수치가 모두 정상으로 돌아왔다. 의사는 검사 결과를 보고 "신기한 일이 일어나고 있군요. 무슨 일인지 모르겠네요. 우선 혈액검사만 2개월에 한 번 계속합시다"라는 반응을 보였다.

결과가 좋아졌는데도 호의적인 말은 전혀 하지 않았다. 병이 회복된 환자를 앞에 두고 기뻐하지도 않고 말이 너무 심하지 않은가.

우쓰미 선생을 처음 만났을 때 나의 증상에 대해 얘기했더니 우쓰미 선생은 "아마 다발성 골수종은 아닐 겁니다. 수치만 보고 조건이 맞으니까 병명을 붙인 것뿐이죠"라고 했다. 처음에는 "무슨 그런 바보 같은 진단을!"이라고 생각했지만 지금은 확실히 엉터리라고 생각하고 있다.

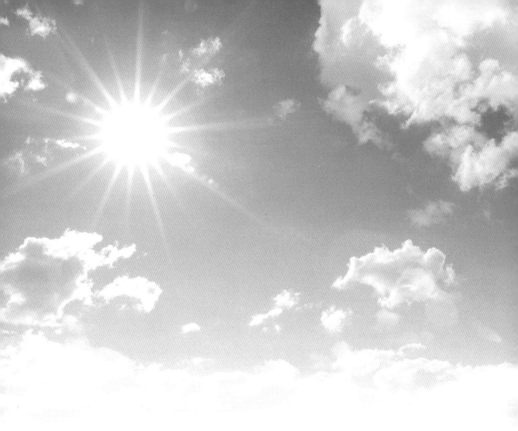

제8장

왜 암을 고치려고 할까?

어떤 치료법도 절대적이지 않다

내가 아는 구체적인 방법론은 앞에서 가능한 범위 내에서 설명했다. 하지만 내가 말 한대로 했다고 100퍼센트 낫지는 않는다. 100퍼센트라면 나는 신이나 다름없다.

내가 말한 대로 했다가 유감스럽게도 반응을 보이지 않고 죽음을 맞이하는 분들이 있다. 반면에 다른 사례에서는 효과가 나타나는 경우가 많은 것도 사실이다. 따라서 어떤 치료법을 사용하는가보다 왜 하는가 하는 것을 생각해 주기 바란다.

내 책을 읽고 내 말대로 바로 시도하려고 달려드는 것도 문제다. 다른 방식도 조사해서 생각해 본 후에 행동으로 옮기는 것이 좋다. 만약 내 방법론을 선택한다면, 왜 그 방법을 선택하는지 생각해 보기 바란다.

나는 치료라는 것은 본인이 선택하고 본인이 하고 싶다고 생각하는 것이라야 의미가 있다고 생각한다. 그러므로 3대 치료법으로 치료하고 싶은 사람은 해도 된다. 그런 사람을 보면 솔직히 어리석다는 생각을 하지만, 그것도 본인의 선택이니까 어쩔 수 없다.

대체요법에도 다양한 종류가 있다. 일단 비싼 것을 선택할 필요가 없다. 한 달에 수백만 또는 수천만 원이나 하는 치료법은 일단 신뢰해서는 안 된다. 우리 클리닉은 자비 부담 치료비가 비싸도 1개월에 80만 원 정도, 치료를 계속하면 40만 원에서 20만 원 정도다. 치료를 더 오래 받으면 3개월에 1회만 통원하는 사람도 많다. 사례에 나온 경우도 가끔 통원하거나 스스로 실천할 수 있게 된 사람들이다. 이렇게 되면 스스로 고칠 수 있게 된 것이다.

어떤 방법론을 선택해도 암이므로 죽을 가능성이 있다. 이런 사실을 속여서는 안 된다. 그러니 스스로 조사해 보고 가장 하고 싶은 치료를 선택해야 한다. 이렇게 할 수 있는지 여부가 바로 암 난민에 빠지게 될지 그렇지 않을지 하는 분기점이 된다. 주위에 얼마나 많은 암환자가 사망했는지 다시 생각해 보기 바란다. 모두 사실은 하고 싶지 않았던 항암제 치료와 방사선 치료를 하지 않았던가?

결과가 제대로 나오면 나도 이런 말을 할 필요가 없지만 의사는 논문이 어떻고, 연구가 어떻고 따위의 거짓말로, '효과가 없는 것을 효과가 있다'고, 먼저 현실을 직시해야 한다.

그리고 대체요법이 모든 사람을 100퍼센트 낫게 해주는 방법이 아니라는 사실을 이해한 다음 자신이 가장 납득할 수 있거나, 자신에게 맞다고 생각하는 것을 선택해야 한다. 이렇게 하지 않으면 암이 치유될 기회가 없을 것이다.

이것은 믿고 안 믿고의 문제가 아니라, 실제로 암이 치유된 사람이 내가 알고 있는 사람만 해도 수천 명이나 된다. 그 사람들이 암이 치유된 가장 큰 이유는 자신이 충분히 이해한 방법론을 선택했기 때문이라고 나는 생각한다.

대체요법이 성공하는 경우

대체요법이든 뭐든 마찬가지지만, 중요한 것은 효과가 없다면 그만두는 편이 낫다. 3개월을 기준으로 두고 실행해 본 뒤 그다지 몸에 변화가 없다면 효과가 없다고 생각해도 된다. 이것은 나에게 치료를 받는 경우에도 마찬가지다. 암은 갑자기 사라지지는 않겠지만, 몸 상태에 변화가 있는지 여부는 보통 사람도 어느 정도 느낄 수 있다. '몸 상태가 나쁜' 기준은 컨디션, 증상, 안색, 패기, 정신 상태 5가지다.

대체요법도 치료 방법 중 하나이며, 하느냐 마느냐의 결정권은 자신에게 있다는 것을 인식하자. 단지 의사가 권해서, 치료사가 권해서 하는 것이라면 병원에 의존하는 것과 다를 게 없다. 그래서 효과가 없으면 의사를 탓한다고 한들 암이 나을 리가 없다. 의사 탓이라고 해 버리면 그때부터 의존심이 생기고 점점 괴로워질 뿐이다.

나는 말기 암환자도 진찰하고 있다. 그러나 죽을지도 모른다는 사실은 숨기지 않는다. 잘못될 수도 있지만 서양의학의 통계는 이용하지 않는다. 말하자면 이런 방법은 몇 퍼센트 정도 낫는다는 식의 통계다. 통계상의 확률은 환자에게 아무런 의미가 없기 때문에 양자의학에서는 그런 식으로 생각하지 않는다. 암에 걸린 사람이 주파수가 완전히 반전하면 100퍼센트 낫는다. 반전하지 않고 아집에 빠지면 결국 어떤 방법을 시도해도 주파수의 영향으로 낫지 않는다.

따라서 대체요법이 성공하는 비결은 선택과 결단 그리고 발상의 완전한 전환이라는 것을 반복해서 말하는 것이다.

나는 대부분의 수술과 항암제, 방사선 치료에 부정적인 입장이지만 스스로 조사해 보고 '이 치료를 선택하겠다'고 결정하는 환자는 그렇게 해도 된다고 생각한다. 내가 부정하는 치료를 선택하더라도 자신의 의지로 선택한 것이라면 완치될 수도 있을 것이다. 대체요법도 마찬가지다. '만약 내가 죽는다고 해도 이 치료법을 해봐서 좋았어!'라고 생각하고 자신 있게 선택한 치료를 하는 사람이 병을 회복할 가능성이 크다.

세컨드 오피니언에 대한 생각

세컨드 오피니언을 받을 경우, 그 전 의사와 같은 사고방식을 가진 의사를 선택하지 않도록 한다. 예를 들어 현대 서양의학 주치의에게 진단을 받았다면, 세컨드 오피니언으로는 반대 입장에 있는 의사에게 의견을 듣는 것이 좋다. 내가 이렇게 강조하고 있기는 해도 사실은 그렇게 하는 경우가 드물다.

그러면 나는 어떤 세컨드 오피니언을 하고 있는가 하면 이 책의

프롤로그와 제1장에 나오는 내용이 전부다. 이 책을 읽고 나서 세컨 드 오피니언을 받으러 오는 것은 시간 낭비라고 할 수 있다. 반대로 이 책을 읽지 않고 나에 대해 아무것도 모른 채 누군가를 따라 와도 환자가 도리어 화를 내는 것으로 끝날 뿐이다. 자신이 믿고 있던 것 을 부정해야 하기 때문이다. 만약 나의 세컨드 오피니언을 원한다 면 충분히 검토한 다음에 요청해 주었으면 한다.

가끔 가족이 일부러 환자를 데리고 와서 나에게 설교를 듣게 하 거나 바보 취급 해주기를 기대하는 경우가 있다. 별로 좋은 방법이 아니지만 충격요법으로는 효과가 있을 것이다. 그러나 어차피 충격 요법이며, 그 이상도 이하도 아니다. 세컨드 오피니언을 받을 목적 이라도 치료가 목적이므로 세컨드 오피니언을 효과적으로 활용하 기 위해서는 가족이 지혜를 발휘해 주기 바란다.

암환자와 가족

암을 극복한 사람에게 나타나는 뚜렷한 특징은 가족도 암에 대해 공부를 하고 정보를 공유한다는 사실이다. 가족 중 한 사람이 암을 앓고 있다면 가족들도 공부를 하고 커뮤니케이션을 하면서 서로 이 해하고 치료 방법을 함께 생각해야 한다. 그것이 가족의 역할이다.

완전한 방법이 아닐 수도 있지만 함께 생각하고 실천하는 것이 중요하다.

어떤 남성 환자의 경우 항암제를 사용하고 싶다고 말하는데 아내가 반대하고, 자식은 어느 쪽도 아니라고 한다. 이런 경우 이미 가족이 붕괴했다고 해도 과언이 아니다. 본인은 '나는 충분히 생각했다'고 하고, 아내는 '당신을 생각해서'라고 한다.

병원에 의존하는 환자나 3대 치료법을 희망하는 환자에게는 '강한 것에 따른다'는 감정이 잠재해 있다. 환자가 소위 상식이라는 것에 얽매여 있는 경우도 있다. 본래 환자가 선택하면 가족이 그 의견에 따라야 하지만 이처럼 가족이 서로 이해하지 못하는 사례도 볼 수 있다.

나는 가족 간의 치료 방침이 일치하지 않는 환자는 진찰을 거부한다.

죽음을 준비하기 그리고 일생을 되돌아보기

암을 선고받은 환자는 죽음의 이미지를 떠올려봤을 것이다. 그런데 의외로 죽음을 예상하고 준비하는 사람은 적은 것 같다. 가족과 친구들에게 이끌려 강연에 참석한 암환자는 '그렇기는 해도'라며 시큰둥한 반응만 보이는 사람이 압도적으로 많다.

죽음을 예상하고 준비한다는 것은 매우 힘든 일이다. 죽지는 않을 거라고 생각하고 살아날 방법을 찾아보는 편이 좋다고 생각할 것이다.

그러나 살아있다는 것은 자기 혼자서 인생을 살아가는 것이 아니다. 가족을 위해, 장례식은 물론 부동산을 비롯한 재산 분할과 경우에 따라서는 유언을 준비하는 것도 필요하다. 사후에 가족 사이에 결코 문제가 되지 않도록 신경을 쓰는 것도 죽음을 준비하는 일의 중요한 포인트다.

유언장을 쓰게 되면 지금까지의 자기 인생을 되돌아볼 수도 한다. 치료하고자 하는 집착이 너무 강한 사람은 특히 인생을 되돌아보는 것이 중요하다. 자칫 집착이 너무 강하면 치료에도 영향을 미칠 수가 있다. '아! 죽는구나'라고 솔직하게 생각하는 사람이 오히려 낫는 경우가 많다는 것은 내 주변에서 흔히 볼 수 있는 일이다.

완화 케어도 정해 두는 편이 좋다. 이 경우 중요한 것은 죽음이라는 전제를 두고 생각하는 것이다. 그러기 위해서는 먼저 본인이 암에 대해 공부할 필요가 있다. 말기 암의 경우, 그 환자에게 거의 낫고 있다고 말하면 그것은 거짓말이 된다. 안타깝게도 마지막 순간에 자신의 생각을 뒤집을 수 있는 사람은 많지 않다.

생명 연장을 위한 호스피스를 할 것인지 여부와 재택 케어를 할 것인지 여부를 가족을 위해서라도 결정해 두는 것이 좋다. 여차할 때 본인도 가족도 납득할 수 있도록 이러한 준비도 필요하다. 이것도 결과적으로 암이 사라져서 완전히 필요 없게 되는 것이 목적이지만, 미리 생각해서 준비해 두면 역설적으로 더욱 안정감을 얻게 된다.

말하기 어려운 부분을 언급해 보았다. 무서워도 죽음을 확실하게 받아들이면 배짱이 두둑해진다. 그러면 죽음에 대한 준비를 하는 것이지만 한편으로는 살아남기 위한 치료도 자신에게 가장 좋은 방법을 선택하게 될 것이다.

삶의 목적이 있는지 여부가 중요

암은 그 어떤 질병보다 죽음을 연상시키는 병이다. 심근경색이나 뇌졸중도 무섭지만 이런 병은 갑자기 찾아오는 반면에 암은 그 증세가 천천히 느껴진다. 그래서 많은 사람들은 초조해한다. 암이라는 것이 왜 생겼는지를 생각하는 것이 중요하다는 사실은 앞에서 말했으므로 더 이상 언급하지 않겠다. 하지만 궁극적으로 암을 치료하기 위해서는 당신은 무엇을 위해 살아 왔고, 무엇을 가장해 왔으며, 그것을 극복하기 위해 당신의 삶의 목적이 있는지, 자신에게 진심으로 물어보는 것이 필요하다.

여기서 말하는 삶의 목적이란 일반적으로 생각하는 그런 삶의 목적이 아니다. 예를 들어 많은 사람들은 부자가 되고 싶고, 사장이 되고 싶고, 행복해지고 싶고, 건강해지고 싶고, 가족과 좋은 관계를 유지하고 싶고, 명예를 가지고 싶고, 권력을 가지고 싶다고 말한다. 안타깝게도 내 생각에는 이런 것들은 삶의 목적이 아니다. 이처럼 목적이 아닌 욕망이 많은 사람이 늘어나고 있다. 그러면 살아있다고 할 수 없다.

나는 환자에게 이런 질문을 자주 한다.

"당신이 죽을 때까지 결코 달성할 수 없는 위대한 목적이 무엇입니까?"

유감스럽게도 이 질문에 대답하는 환자를 나는 지금까지 한 사람도 보지 못했다. 물론 이것은 암이 아닌 다른 질병에 걸린 환자도 마찬가지다. 그러나 환자가 아닌 사람에게 물었을 때 대답할 수 있는 사람을 알고 있다. 내가 생각하기에 그들 모두는 어떤 질병도 걸리지 않을 것이다. 아니, 만약 그들이 병에 걸린다고 해도 그들은 암을 그다지 대단하게 여기지 않을 것이다. 그래서 그들은 암에 걸리지 않을 것이라고 생각한다.

사장이 되는 것도 권력을 얻는 것도 수단에 지나지 않는다. 건강한 것도 부자가 되는 것도 모두 수단에 불과하다. 수단은 목적이 아니다. 그런데도 눈앞의 일에 집착하기 때문에 우리는 질병에 걸리게 되는 것이 아닐까. 그렇다면 무위자연으로 살아가는 선주민들에게 배우는 편이 낫다. 그들에게는 사장도 권력도 건강도 부도 그저 사소할 뿐이다.

내 질문에 정답 같은 것은 없다. 각자 제각기 걸어온 길을 돌이켜 보면 된다. 그러나 적어도 죽을 때까지 달성할 수 없을 정도의 위대한 목적이 되려면 '지구를 구하겠다'라든가 '만고불변의 깨달음을 얻겠다'라는 정도는 되었으면 한다. 나는 이 정도도 작다고 생각한다. 지구를 구할 수 없으면 나라를 구할 수 없고, 나라를 구할 수 없으면 자신도 가족도 구할 수 없다. 따라서 지금 어떤 상황은 양자역학에서도 필연이라고 생각한다.

죽는다는 것은 산다는 것이며, 산다는 것은 언젠가는 죽는다는 것이다. 암이 결국 당신의 삶에 대해 어떤 질문을 할지, 그것을 생각해 보기 바란다. 당신 주위에 암환자가 있으면 그 사람의 삶을 확인하고 나는 어떻게 살아야 하는지 다시 한 번 생각해 보았으면 한다. 암은 서양의학으로는 대부분 치료하지 못하지만, 대체요법으로 암을 고치려고 해도 결국 마찬가지다. 암을 초월해서 볼 수 있게 되는 순간, 암에 대해서도 인생에 대해서도 큰 기회를 얻게 될 것이다.

이것으로 우쓰미 사토시의《의사에게 의지하지 않아도 암은 사라진다》를 마친다.

말기 유방암을 우쓰미 선생의 근본 치료로 극복했는데 임신까지 하다니!
N·S씨(42세, 미에현)

2012년 6월 말, 생리하기 전에 가슴에 콕콕 찌르는 듯한 통증이 느껴져 인근에 있는 작은 클리닉에서 진료를 받았다. 그때까지 생리 전 증후군 증상은 특별히 없었기 때문에 이상하다는 직감이 들었다.

국민건강보험에서 초음파검사를 받은 결과, 양쪽 가슴에 응어리가 발견되었는데, 왼쪽 가슴의 응어리는 악성일 가능성이 있으므로 빨리 큰 병원에서 정밀검사를 받아보라고 했다.

다음날, T병원에서 검진을 받아보니 전날과 같은 결과가 나와서 서둘러 정밀검사를 했다. 그 결과 왼쪽 응어리는 악성 종양, 즉 유방암이며 수술이 필요하다고 했다.

T병원에서는 수술을 하지 않고 그대로 두기는 했지만, 암이 광범위하게 퍼져 있고 절제해야 한다면서 그 취지를 설명해 주었다. 그대로 두는 것보다 정밀하게 암세포만 제거하는

내시경 수술을 하기로 하고, K유선 클리닉으로 옮겼다. 거기서 다시 한 번 검사했더니 양쪽 가슴을 수술해야 한다면서 2단계라고 했다. 그때 오른쪽 응어리는 양성에 상관없이 '예방 차원'이라고 하면서 절제했다. 게다가 왼쪽 유방 림프절로 전이된 것이 발견되자 진행 단계가 올라가, 당초 수술만 하려고 했으나 추가로 항암제 4쿠르(Kur), 호르몬 치료 5년, 방사선 치료 풀코스를 필수로 받아야 한다고 했다.

그 당시 내가 받은 치료는 '수술'과 '마시는 형태의 항암제 복용'이었으며, 퇴원 후에는 1쿠르 중 1회분이 안 되는 양의 '항암제 치료'를 했는데, 도중에 모두 포기했다. 이후 현재에 이르기까지 모두 포기한 상태다. 포기한 계기는 암이 발견된 날부터 수술까지 약 2주 동안 인터넷에서 많은 것을 조사해 보면서 세상의 구조(음식과 역사에 이르기까지)와 의료를 포함한 그 이면을 알게 되었기 때문이다.

암이 발견된 시점부터 수술을 포함한 모든 치료를 병원에서 할 생각은 없었지만, 결국은 주위를 설득할 힘이 부족했고, 같은 생각을 하는 사람들이 주위에 없었다. 오히려 내 머리가 이상해졌다는 취급을 받았다. 그러자 나 스스로도 '내가 이상한 걸까'라고 생각하며 마음이 흔들려 결국 수술을 받아 버린 것이다. 수술 후 항암제 치료를 시작한 지 얼마 되지 않아 계속 우울해져서 항암제를 끊고 싶다고 병원에 호소했다. 병원에서는 일단 휴식을 취하면서 검토해 보자고 하면서 2~3개월 동안 항암제 치료를 쉬기로 했다.

그 후 곧바로 다시 응어리가 생겼다는 느낌이 들어 병원에 갔다.

"즉시 치료를 재개하고 만약을 위해 수술을 다시 한 번 하는 편이 좋습니다. 이 상태로 치료를 포기하면 3년 이내에 돌이킬 수 없는 상태가 되는 것은 확실해요."

하지만 이대로 병원의 뜻에 따라가면 나는 확실하게 죽을 것 같다는 생각이 들었다.

암은 자신을 되돌아보고 원인을 파악하는 것이 중요하며 근본적인 문제를 개선하지 않은 상태에서 대응적인 치료를 하는 것만으로는 낫지 않는다. 스스로 치료할 수밖에 다른 방법이 없다는 것을 다시 한 번 확신했다. 그 후에 세상에 대한 모든 의문과 의료 및 질병에 대해 조사하면서 인터넷에서 우쓰미 선생을 발견한 것이다.

2015년 6월 19일에 우쓰미 선생의 클리닉에서 검진을 받았다. 암을 앓고 나서부터 한의학적인 사고와 몸의 구조에 관심을 가지게 되어 선생의 책과 페이스북, 블로그를 읽어 가는 동안 점점 흥미를 느끼게 되었다. 그러는 사이에 메타트론과 양자의학을 체험하고 싶다는 생각이 들었다. 자기 관리하면서 내 몸이 어떤 상태인지 알고 싶었기 때문이다. 이미 암에 걸린 상태이지만 내가 앞으로 다른 병에 걸리지 않고 건강하게 살다가 죽음을 맞이하려면 생활을 어떻게 고쳐나가는 것이 중요할까 생각하고 있었다. 따라서 우쓰미 선생에게 치료를 받는 것이 '대체 치료'라는 생각은 별로 들지 않았다.

그 후 계속해서 7월 15일, 9월 16일, 11월 13일에 우쓰미 선생의 클리닉에서 진찰을 받으면서 해독법과 저온사우나, 좋은 기름을 섭취하라는 지도를 받았다. 그리고 내가 왜 암에 걸렸는지 이유를 생각할 것, 신체와 식습관, 감정이 몸에 어떠한 영향을 미치는지, 그리고 왜 왼쪽에 유방암이 생긴 것인가에 대해서도 우쓰미식에 근거해서 스스로 생각해 보면서 나 자신을 돌아보는 계기가 되기도 했다. 해독 작업을 하고 식습관을 고치며 마시는 물과 사용하는 물에 대해 생각해 보고 정수기를 설치하는 것에 대해서도 지도를 받았다.

선생의 추천대로 가급적 자연농업으로 만들어진 채소 섭취와 영양가 높은 지비에 고기를 먹었고, 환원 작용이 높은 수소수도 섭취했다.

유방암을 양자의학적인 관점에서 원인을 생각해 보면 '왼쪽 유방에 암이 생겼다'는 것은 '여성성의 부정'과 '자신과 관련된 여성의 영향'이라고 했다. 내 경우에는 시댁의 환경이 내 심신의 균형을 무너뜨려 암에 걸려도 이상하지 않을 만큼 힘들었기 때문에 바로 그 부분이 해당된다고 생각했다.

치료를 포기한 직후 몇 개월 동안 비파 찜질, 수족온욕, 현미 채식 등을 시도하면서 나름대로 시행착오를 겪었고, 다양한 방법을 시도하면서 우여곡절을 겪기도 했다. 현재는 우쓰미 선생의 치료법을 적극적으로 도입해서 양질의 지비에 고기를 인터넷으로 주문하고, 설탕을 끊는 등 선생의 지도를 철저하게 따르고 있다.

그러던 중 2015년 12월에 임신 3개월임을 알게 되었다. 나와 10살 위의 남편은 아이는 신이 주시는 선물로 생각하고 있었기 때문에 임신하려고 노력하지는 않았다. 생리가 없어지고 몸 상태도 이상해져서(지금 생각해 보니 입덧이었다) '어쩌면 암이 재발해서 온몸으로 전이되어 죽는 게 아닐까' 하고 진지하게 생각했던 터라 정말 놀랐다.

우쓰미 선생의 지도를 받기 시작한 후 반년도 지나지 않았을 때였다. 돌이켜 보니 11월에 진찰 받았을 때 자궁에 위화감이 있다는 말을 들었고, 그때 메타트론에서도 자궁 주위의 주파수에 혼란이 있기도 했다.

12월 26일 다시 우쓰미 선생의 진찰을 받았는데, 선생도 내가 임신한 사실에 대해 몹시 놀라워했다. 그런데 고령 출산인데다 말기 암환자이고 암 치료까지 포기한 상태인 나를 받아주는 산부인과 병원이 없었다. 어떻게 해야 할지 쩔쩔 매기만 하다가 결국 나 혼자 아기를 낳을 수밖에 없는 상황이 되었는데, 다행히 선생이 필사적으로 마치 자신의 일처럼 산부인과를 물색해 주었다. 지금도 당시 선생의 배려를 잊을 수가 없다. 정말 고마웠다. 자연 임신을 할 수 있었던 것도 선생의 치료 덕분이라고 생각한다. 몸속을 해독해서 깨끗이 하고, 몸에 영양분을 주었기 때문에 가능했던 것이다.

덕분에 2016년 7월 우쓰미 선생에게 소개받은 조산원에서 무사히 아들을 출산할 수 있었다.

아들이 어른이 될 때까지 최대한 오래 살고 싶다. 지금은 검진도 하지 않고 병원에도 다니지 않는다. 내가 만져서 진단해 보니 이전에 커진 상태의 응어리도 있고, 작아져서 사라진 응어리도 있다. 다른 장기로 전이되었을 가능성도 있고, 말기일 가능성도 있다고 생각한다. 한편으로는 이미 암이 사라졌을 가능성도 있을 것이다.

지금은 암에 걸리기 전보다 몸 상태가 훨씬 좋아졌다. 자기 관리와 건강한 생활 습관을 지속하고 있으므로 나 자신의 감각만으로 추측하면 몸 상태는 대체로 좋은 것 같다. 물론 간혹 좋지 않은 날도 있지만, 특별히 암을 앓고 있기 때문이라는 느낌은 별로 없이 대체로 건강하게 생활하고 있다. 육아가 안정되면 다시 우쓰미 선생에게 진찰을 받으러 가고 싶다.

권말수기

Tokyo DD Clinic에서
근무하는 사람의 암 극복 리포트

모리 유미 씨(51세) [유방암 극복]

지금 돌이켜 보면 내 20대 시절의 식사는 형편없었다. 특히 회사를 퇴직하고 양과자점에서 아르바이트를 하면서 심해졌다. 밥을 줄이고 빵과 케이크, 과자 세 가지에 빠져 있었다. 훗날 유방암에 걸린 원인 중 하나일지도 모르겠다. 25세에 결혼해서 26세부터 약국에서 약사로 근무했다.

1995년 5월, 29세 때 오른쪽 가슴에 작은 응어리가 만져지는 것을 느꼈다. 인근 산부인과에 갔더니 유선염일 것 같다고 하면서 큰 병원에 가서 진찰을 받아보라고 권했다.

7월 도쿄에 있는 적십자사에서 유방 촬영술(mammography)과 초음파검사를 받았고, 다시 8월 11일에 세포 진단과 여러 가지 검진을 받은 결과 악성 암이 확인되어 8월 16일에 유방보존 수술을 받아 오른쪽 유방암의 4분의 1을 절제하고 림프절 박리를 했다. 림프절에 전이되지 않았는데도 수술한 것이다.

항암제 링거를 한 번 맞았던 기억이 난다. 9월 3일 퇴원했다. 수술 자국의 치료는 그다지 좋지 않았던 기억이 난다.

입원 중 재활 치료를 하다가 한 번 상처가 벌어져서 즉시 스테이플러로 고정시켰다. 원인은 아마도 당질 과다 때문일 것이다. 퇴원 후에는 외래로 방사선 치료를 하고, 내복약 푸투론(Furtulon), 타목시펜(tamoxifen), 다카디아스타제(Takadiastase)을 처방을 받았다.

　퇴원 지도는 2년간 약을 복용하고 5년간 경과를 관찰한 후, 뼈 스캔(Bone scintigraphy)을 2~3회 한다고 했다. 그런데 반년 만에 약을 끊었다. 몇 년 동안 오른팔의 붓기가 신경 쓰였지만 10년이 지나자 잊어버리는 일이 많아졌다. 유방 재건도 생각했지만 완전히 적출한 것은 아니라서 이후 아무것도 하지 않았다.

　그 후 오른팔의 붓기가 계속 신경 쓰여서 림프 마사지, 침구, 병원에서 하는 지압 등을 했고, 운동 부족을 해소하기 위해 수영을 시작했다. 이때부터 갑작스러운 불안, 메스꺼움, 심장이 두근거림, 가스 채임, 집중력 부족 등의 증세가 나타나면서 걱정되기 시작했다.

　2001년(35세), 임신을 준비하기 위해 검사를 받으면서 오른쪽 난소의 유피낭종(類皮囊腫, 성숙 농포성 기형종)을 확인하고, 적십자사에서 내시경 수술을 받았다.

　2003년 1월(36세)에 출산했다. (쌍둥이 중 첫째는 사산) 근무 도중에 그리고 전철을 비롯한 대중교통을 이용하는 도중에 저혈당 증세가 나타나면서 컨디션 불량이 악화되었다. (당시에는 원인을 확실하게 몰랐다.) 따라서 다음과 같은 서양의학과 그 외의 치료법을 시도했다.

2005년 2월(38세), 소화기내과에서 IBS(과민성대장증후군) 진단을 받아 에티졸람, 트란콜론, 비오페르민을 처방을 받았지만 개선되지 않아서 자가 판단으로 중단했다. 그해 6월에 한방 클리닉에서 진료를 받았다. 안중산(安中散), 가미소요산(加味逍遙散), 마행의감탕(麻杏薏甘湯), 반하후박탕(半夏厚朴湯) 등을 처방을 받았지만 개선되지 않았다.

2006년 6월, 대체요법 클리닉에서 항산화력 부족이라는 진단을 받아 릴랙스요법을 찾아보라는 지도를 받았다.

2007년 9월, 임상심리사의 심리 카운슬링 결과 어머니와의 관계 때문일 수도 있다는 말을 들었지만 질병 개선에는 도움이 되지 않았다. 내 나름대로 허브, 아로마, 건강보조제 등의 공부를 계속해서 반사요법(reflexology) 자격증을 취득했다. 이후 와카쿠사(若草) 한방약국의 한방약 스터디 그룹에 참가했을 때 고이케 선생을 만났다. 이 부분은 뒤에서 설명한다.

30대에는 매크로비오틱 붐의 영향으로 현미 채식을 많이 했던 시기도 있었고, 점심에 든든하게 먹어 두자고 생각해서 현미주먹밥을 큼직하게 만들어 먹기도 했는데, 저녁에는 저혈당 증상이 뚜렷하게 나타났다. 나는 고기와 지방을 섭취하지 않아도 통통한 체형이었다.

2008년 5월(42세)에 고이케 통합 의료 클리닉 원장인 고이케 히로토 선생에게 에베 코지 선생의 당질 제한 이론을 배워서 당질 제한 식사법을 시작했다.

그 후, 3끼 당질 제한식으로 5kg을 감량하는 동시에 불쾌한 부정수소(不定愁訴) 증상은 거의 개선되었으며 체력도 좋아지고 활동하기 쉬워졌다. 당질 제한식을 실천한 뒤부터는 에베코지 선생의 블로그와 저서를 바탕으로 식사를 했는데, 동물성 식품은 좀 적게 먹고 콩 제품(으깬 두부에 야채를 섞어서 튀긴 것)와 아쓰아게(두꺼운 두부 튀김) 등으로 포만감을 얻었다.

당질을 제한함에 따른 대체 식품도 많이 이용했지만, 빵과 과자에 대한 욕구가 없어질 정도로 되지는 않았다.

2011년에 분자교정의학(Orthomolecular Medicine, 영양소의 불균형 시정)을 배우고, 관심을 가지게 되면서 MEC식도 실천해 보았다. MEC식이란, 오키나와현 있는 '고쿠라 클리닉'의 와타나베 노부유키 의사가 오키나와에 사는 장수 노인의 식생활에서 발견한 식사요법으로 고기, 달걀, 치즈를 주식으로 하고 밥을 줄이거나 끊는 식사법을 말한다.

분자교정의학과 우쓰미 선생을 만난 후부터 생화학과 영양학을 심도 있게 배우게 되면서 식재료를 선택하고 구입하는 방법, 기름 사용법, 식단, 식성도 달라졌다.

MEC식, 케톤 식이요법 등도 시도하고 혈액 검사치와 몸 상태 변화를 관찰하면서 나에게 맞는 식사법을 찾고 있다.

유방암 발병 후 22년이 지났다. 수술 후 한 번 진찰을 받았던 곤도 마코토 선생에게 물어보면 '간모도키'를 먹으라고 하지 않을까.

한동안 암이 재발하는 꿈을 자주 꾸었는데, 육아에 쫓긴 탓인지 지금은 암을 잊어버리고 있을 때가 많다. 약간의 붓기가 있고 상처가 가려울 때도 있는데 생활에 지장은 없다. 평소에 당질 제한을 하고 있기는 해도 약간의 당질을 가끔 먹기도 하므로 저혈당 증상도 문제될 것은 없다. 다만 젊은 시절의 식습관(소화능력 등)은 남아 있다.

지금까지 내가 병을 치료하기 위해 해온 것을 정리해 보면, 29세의 유방암을 계기로 서양의학에만 의존하던 것에 의문을 가지고 대체요법을 배우기 시작했다. 즉 건강보조제, 한의학, 메디컬 허브, 아로마테라피, 반사요법 같은 것들이다. 지금에 와서는 이 모든 것이 방법 중 하나에 불과하다는 것을 알게 되었고, 시간이 걸렸지만 쓸데없었던 것은 없었다.

대체요법을 배우는 과정에서 내 몸 상태가 나쁜 이유가 저혈당에서 비롯된 것임을 이해하게 되어 에베 코지 선생의 당질 제한식을 실천했다. 이것이 토대가 되어 분자정합영양학을 알게 되면서 관련된 강좌의 오픈 세미나에서 강의를 했던 우쓰미 선생을 만났다. 《정신과 치료의 진실》이 막 출판되었을 무렵으로, 이 책을 읽고 그때까지 반신반의했던 의학에 대한 생각이 완전히 바뀌었다.

2012년경, 인권위원회(CCHR, Citizens Commission on Human Rights)가 약물의 폐해를 호소하는 활동을 이케부쿠로에서 한다는 것을 알게 되어 전단지 배포를 돕기 위해 참여했을 때 아직 세 살이었던 딸을 데리고 온 우쓰미 선생에게 인사할 기회가 있었다. 그 후, 직업이 약사이므로 섣불리 약에 의존하지 않고 질병과 나쁜 몸 상태를 치료하거나, 몸이 조금 불편한 단계에서 질병을 막는 일을 할 수 없을까 생각하게 되었다. 타이밍이 좋다는 것은 바로 이런 것이다.

2014년 우쓰미 선생의 Tokyo DD Clinic이 개원될 때 오프닝 스태프로 채용되었다. 개원 당초에는 향정신성 약물을 끊기 위해 오는 환자가 대부분이었다. 그러다 보니 생각지도 않게 환자가 난리를 치거나 해독 프로그램(저온사우나) 도중에 갑자기 몸 상태에 변화가 나타나는 경우가 많았다. 의료 종사자로서 환자 대응에 대해서 공부해야 할 것이 정말 많았다.

현재는 진료 체제가 바뀌어서 암, 난치병, 생활습관병, 알레르기, 방사능 관련 업무를 맡고 있으며 다양한 질환의 환자들에게 영양 지도를 하고, 스터디 강의를 하는 것이 나의 주요 업무다.

요코타 나오코 씨(54세) [갑상선암을 극복]

2010년 8월 이전에 건강 검진에서 폐에 병이 걸렸다가 나은 흔적이 있다는 진단을 받았다. 그때까지 폐렴을 앓은 적은 없었지만, 혹시 궁금하면 큰 병원에서 CT검사를 받아 보라는 말을 들었다. 특별히 신경이 쓰이지는 않았지만 마침 지인이 도쿄의과대학병원을 소개해 줘서 CT검사를 받았더니 갑상선 유두암이라는 진단이 나왔다. 자다가 날벼락을 맞은 기분이었다. 전혀 예기치 못했던 일이다.

갑상선암은 진행이 느리기 때문에 초조해 하지 않아도 된다며 위로해 주었지만 다음 달에 수술대에 올라야 했다. 조기에 발견해서 다행이라는 것이 당시 나의 솔직한 심정이다.

왼쪽에 1.6cm 오른쪽에 몇 mm의 응어리가 있는데, 왼쪽은 악성이고 오른쪽은 양성이라고 했다. 갑상선 전체를 절제하겠느냐는 의사의 질문에 침구사인 나는 전체를 절제하면 부갑상선도 절제하게 되므로 그것은 피하고 싶었다. 최대한 제거하지 않는 방향으로 부탁했지만, 왼쪽은 제거해야 한다는 말을 듣고 결국 그해 9월에 왼쪽 갑상선을 절제했다. 운이 좋게도 그 1.6cm의 종양과 더불어 몇 mm의 악성 암도 발견되어 제거할 수 있었다.

수술 후 적어도 10년은 티라딘을 복용해야 한다는 말을 들었다. 티라딘은 갑상선기능저하증에 사용하는 약이다. 한쪽 갑상선을 절제했기 때문에 그것을 보충하는 이른바 대증요법이다.

그 후 3개월에 1회 주기로 정기적인 채혈과 초음파로 상태를 체크했다. 1년 후부터는 특별히 변화가 없기 때문에 6개월에 한 번 체크했다.

수술 후 6개월이 지났을 때 동일본대지진이 일어났다. 그때 선생이 '이와키 공장에서 티라딘 총생산량의 90%를 생산하는데, 지진 때문에 생산을 멈추는 바람에 약을 공급받지 못할 수도 있다'고 했다. 약이 부족할 가능성이 있다는 것이다. 그 때문인지 평소에는 항상 2개월분을 처방해 주는데, 이번에는 1개월분만 처방해 주겠다고 했다. 그 후 6개월 동안은 매월 처방을 받아 결국 1년 동안 약을 먹었다. 하지만 채혈검사에서 특별한 문제가 나오지 않았기 때문에 선생에게 "약은 먹지 않아도 되나요?"라고 물었더니 "안 먹어도 될 겁니다"라는 대답을 들었다. 그 후 티라딘은 전혀 먹지 않고 있다.

내 경우에는 방사선과 항암제가 필요한 종류의 암이 아니기 때문에 수술하면 끝난다고 생각했다.

나는 대체요법으로 수술 전에 4회 또는 5회 비타민C요법을 시도했다. 하지만 효과는 알 수 없었다. 또 아미그달린 (amygdalin) 성분이 암세포를 억제하는 데, 효과적이라고 해서 이 성분이 다량 함유된 비파차를 마시고 있었다. 한방에도 수술에 대비해 몸을 만들 수 있도록 처방해 달라고 했다.

같은 침구사인 동료에게 치료를 받기도 했는데, 그런 치료보다 나의 경우에는 식사가 중요하다는 것을 Tokyo DD Clinic에 근무한 후에야 알게 되었다. 선생의《의사가 필요 없는 식생활》을 읽은 것이 계기가 되었다. 클리닉의 직원이 된 뒤 우쓰미 선생에게 '당질은 쓰레기(junky)'라는 말을 들은 것을 지금도 기억하고 있다. 당질을 많이 섭취한 후 채혈을 해 보면 과다 섭취한 당질이 혈액 속에 남아 혈액이 끈끈해진다는 말을 들었다. 혈액이 끈끈해지면 혈액이 온몸을 돌며 영양소를 원활하게 공급하지 못한다고 했다. 꽤 충격적이었다.

원래 나는 매콤한 종류의 과자와 탄수화물 특히 라면과 중화요리를 정말 좋아했다. 하지만 선생이 말한 '당질은 쓰레기'라는 한마디에 충격을 받아 당질 제한 식사법을 해보자고 마음먹고 결심했다. 이러다가는 또 암에 걸릴 수 있겠다는 위기감을 느꼈다.

우선 3개월 동안 당을 끊고 육식을 하기로 결심했다. 애주가여서 술을 끊을 수는 없었다. 결과는 혈액이 끈적거림이 없이 묽어졌고 체중이 7kg이나 줄어들었다. 그러자 달콤한 음식이

나 탄수화물을 먹고 싶은 생각이 사라졌다. 그야말로《의사가 필요 없는 식생활》덕분이다.

그 후 병을 앓은 적은 없지만 아직까지 꽃가루 알레르기 증세는 여전하다. 그래도 예전에 비하면 꽃가루 알레르기에 시달리는 기간이 짧아졌다. 또 알레르기 비염 때문에 1년 내내 발작적으로 재채기를 하고 콧물이 흐르곤 했는데, 그런 증상도 해소되었다.

이전에는 오래된 튀김류를 먹으면 설사와 구토 증세가 심하게 나타나 화장실에서 나올 수 없을 정도로 힘들었다. 그래서 몇 년간은 외식을 할 때 기름을 사용한 음식을 먹을 때는 마음이 불안했다. 당질 제한식을 하고 난 뒤부터는 장내 환경이 좋아져서 불안한 생각도 사라졌고 지금은 튀김도 먹을 수 있게 되었다.

그 후, 분자정합영양학을 공부하면서 비타민, 미네랄이 몸에 중요하다는 사실을 알게 되었다.

우쓰미 선생과의 인연은 정말 우연한 것이었다. Tokyo DD Clinic 직원으로 일하기 한 달 전에 지인 침구사가 선생의 페이스북에 공유하고 있었다. 그래서 우쓰미 선생의 글을 보고 충격을 받았다.

당시 침구치료원을 다니면서 개업을 해서 두 가지를 겸직하고 있었다. 집에서 침구사 일을 막 개업했는데, 환자수가 갈수록 줄어들어 장래를 고민하고 있었다. 그러던 차에 Tokyo DD Clinic에서 하는 구인광고를 보고 지원했다. 간절히 원했기 때문인지 채용되었다.

현재는 도쿄의대에서 1년 1회의 초음파와 혈액검사를 받으면서 경과를 관찰하는 정도다. 클리닉에서는 정기적으로 채혈을 해서 현상을 유지하고 있으며 아주 건강하다.

다테노 아쓰코 씨(45세) [난소암을 극복]

26살 때, 지인의 소개로 요코하마 K병원에 근무하는 K의사(무수혈수술의 명의)에게 진찰을 받아 임신한 사실을 알게 되었다. 그 후 절박유산(切迫流産)으로 입원했다. 당시 입원해 있을 때 우연히 같은 병실에 있던 산부인과 말기 암환자가 항암 치료제와 방사선 치료를 하는 모습을 줄곧 지켜보았다. 마침 같은 병실에 암환자가 교대로 입원하면서 암환자가 치료하는 모습을 계속 지켜볼 수 있었다.

"항암제 치료는 안 해도 될 거야"라고 암환자들은 기대를 하지만 그들 모두가 결국 항암제 치료를 피할 수 없었다. 탈모를 감추려고 전용 모자 같은 것을 쓰고 있었고, 설사와 구토로

괴로워하는 모습을 나는 옆에서 지켜볼 수밖에 없었다. 설마 그 후에 내가 암에 걸릴 줄은 그때는 상상도 하지 못했다.

27세에 다시 임신했다. 요코하마 S클리닉에서 진찰을 받은 결과였다. 그런데 K병원에서 나중에 검진하러 오라고 했기 때문에 S클리닉 부원장과 상담하여 모처럼 K병원에서 검진을 받게 되었다. 그런데 K병원에서 검사를 하던 의사가 허둥거리며 당황한 모습으로 달려 와서 "암이에요, 암…"이라고 하더니 K의사를 부르러 달려갔다. 무섭다기보다는 어이가 없었다. 의사가 소란스럽게 굴수록 환자는 냉정해지는 법일까.

그 후, K의사가 검진을 하더니 "난소암입니다. 오른쪽이…" 이라고 했다.

"지난번에 잘랐으면 괜찮았을 거라고 하소연한들 소용없어! 지금 수술하지 않으면 당신 4개월 후에는 죽어요. 수술하지 않으면 4개월밖에 못산다고요. 지금 결정해요. 어떻게 할 겁니까?"라며 K의사가 다급하게 말했다.

이때도 내 건강 상태에 놀랐다기보다 의사의 대응과 태도에 깜짝 놀랐다. 나는 조금 웃으면서 "일단 집으로 돌아갈게요. 지금은 대답을 드릴 수 없어요"라고 말한 뒤 귀가했다.

그 후 K병원에서 난소암 진단을 받은 사실을 S클리닉에 알렸다. S클리닉에서 다시 검사를 받은 후, 부원장이 소개해 준대학 병원 의사에게 재검사를 받았으며, 다른 대형 병원에서도 또 검사를 하는 등 여러 병원에서 수많은 의사에게 진찰을 받았다.

S병원의 부장 의사 2명에게 받은 검사 결과는 역시 마찬가지로 난소암이었다. 난소암은 4cm에서 5cm 정도였고 모양은 구름처럼 우둘투둘했다. "이대로 두면 임신 8개월 무렵에는 암이 아기에게 밀려서 밖으로 튀어나오겠네요. 그렇게 되면 목숨을 잃는다고 생각하세요"라고 설명했다.

그 후 S병원의 주치의와 향후의 일을 수차례 의논했다. 주치의는 내 의견을 아주 잘 들어주는 의사였으므로 나는 주치의에게 이렇게 말했다.

"26살 때 K병원에 입원 중일 때 산부인과 암 치료를 받는 환자를 봤어요. 항암제 치료와 방사선 치료를 받는 모습을 같은 병실에서 24시간 줄곧 지켜봤죠. 그때의 경험으로 보면 나도 그들과 같은 치료를 받을 테지만 절대 좋은 결과를 기대할 수 없다는 것을 알고 있어요."

결국 수술도 하지 않고, 항암제 치료도 방사선 치료도 하지 않겠다고 말했다.

그러자 주치의는 "그러면 이대로 아무것도 하지 않고 뱃속의 아이와 조용히 죽음을 기다릴 생각인가요?"라고 물었다.

병원에서 집으로 가는 길에 아이와 조용히 죽음을 기다릴 수는 없다고 생각하다가 문득 어떤 자연식 가게가 눈에 들어왔다. 그 가게로 무턱대고 들어가서 점원에게 이렇게 물었다.

"제가 임신 4개월인데 난소암이래요. 4개월 후에는 죽을 거라고 의사가 그러더군요. 자연식에 대해 공부할 만한 책이랑 몸에 좋은 음식이 있을까요?"

그러자 그 점원은 일주일 후에 음식으로 질병을 개선하는 방법을 알려줄 사람이 가게에 올 예정이라고 했다. 그때 상담해 보라고 했다. 결과적으로 그 분의 지도를 받고 난소암을 완치할 수 있었다.

그 분은 나를 보고 한눈에 식사 경향을 파악했다. 게다가 간식 대신 작은 사각형 모양의 치즈를 자주 먹는 것, 매콤한 명란젓을 좋아하고 쌀과 고기, 생선, 생채소를 좋아하는 것도 알아맞혔다. 그리고 다음과 같이 지도해 주었다.

- 난소암의 원인이 된 음식을 끊는다.
- 고대쌀과 2차 세계대전 이전의 재래종 현미를 섞어서 지은 밥을 100회 씹어서 천천히 먹는다. 타액을 많이 분비시킨다.
- 동물성 식품을 완전히 끊는다.
- 식사는 재래종 현미와 고대쌀, 된장국, 콩, 해초, 제철 채소 조림만 먹는다.

- 반찬의 양이 주식보다 많지 않은 비율로 식사를 한다. 조금 모자란 듯이 먹는다.
- 설탕류를 끊는다.
- 가루로 만든 요리를 먹지 않는다.
- 몸을 차게 하는 음식을 완전히 끊는다.
- 국물 요리는 식사의 마지막에 먹는다. 엽차는 식후에.
- 아침, 점심, 저녁 하루 3끼에 얽매이지 말고 배가 고플 때 먹는다.
- 밤 8시 이후에는 고형물을 먹지 않는다.
- 무조건 많이 걸어서 좋은 혈액을 온몸으로 순환시킨다.

그 후 S병원의 주치의에게 음식으로 암을 치료하는 방법을 시도해 보고 싶다고 말하자, "뭐, 상황이 이러니 당신이 그렇게 하고 싶다면 나는 경과 검사만 하겠습니다"라며 전면적으로 협력해 주었다. 하지만 상황이 많이 악화될 경우에는 책임은 질 수 없으며, 악화될 경우 의사의 지시에 따르겠다고 합의한 후 식사요법을 시작했다.

식사요법이란 정신과 육체는 따로 존재하는 것이 아니라 하나이고, 난소암이 왜 내 몸에 발생한 것인지 그 모든 원인을 알아보고, 그리고 공부로 연결해 나가는 것이었다. 부분으로 생각하는 것이 아니라 전체로 생각해야 한다는 가르침 그대로

하게 된 것이다. 내 생각과 어떤 음식을 먹어 왔는지 등 지금까지 의사에게도 누구에게도 말하지 않았던 신체 증상을 그는 모두 알아맞혔다.

생각과 몸속으로 들어가는 식재료, 운동, 수면 관련 지식, 고장 난 모든 것을 원래대로 되돌리기로 결심했다. 내가 자연 환경의 일부라는 것을 확실히 인식했다. 각오를 한 것도 아주 중요했다. 친구에게는 말할 것도 들을 것도 없었다. 아무도 없어서 그때는 외로웠다. 부모에게도 음식으로 치료하겠다는 것을 알리지 않았다. 외로움을 달래준 유일한 존재는 남편과 키우던 강아지였다. 항상 나에게 다가와서 아무 말 없이 나를 지켜주었다.

임신 8개월, 난소암이 발견된 지 4개월이 지나 초음파검사를 했는데, 난소암을 확인할 수 없다는 말을 들었다. 아이가 자궁 속에서 자라고 있었기 때문에 가려져서 보이지 않을 수도 있다는 진단을 받고, 다시 종양표지자검사(tumor marker test)를 했다. 그런데 이번에도 암 반응이 나타나지 않을 정도로 혈액검사 결과가 놀라울 만큼 좋았다.

암이 정말 사라졌을지도 모르기 때문에 주치의와 상담해서 자연 분만으로 낳기로 했다. 의사는 '양수가 너무 깨끗했다!'며 놀라워했다. 3천6백50g의 건강한 아들을 무사히 출산했다.

난소암을 극복한 과정을 돌아보니, 내 의지를 확실하게 가지고 의지대로 실행했기 때문이라고 할 수 있다. 임신 4개월에 왜 난소암에 걸렸는가를 생각해 보니 10대 시절에 치과 교정으로 치아 4개를 발치했던 것도 큰 요인이 되었던 것 같다.

인간은 자연 환경의 일부이므로 자신의 몸을 자연 상태 그대로 되돌리려고 한다. '자연 환경이 1극에서는 존재하지 못하고 2극에서 존재가 가능하다'는 생각을 바탕으로 음식, 움직임, 수면의 기본을 배우고 신체를 움직이게 하는 연료를 다시한 번 자각한 것이다.

내 경우에는 단순히 식사로 개선하게 된 것은 아니라고 생각한다.

암이라고 하는 목숨이 걸린 병을 내가 스스로 만들어 냈다고 생각했기 때문에 나의 심신은 목숨을 걸고 변화를 이루고자 했다. 무엇이 잘못되었는지를 잠재의식이 알아차리면, 사람은 초인적인 능력을 발휘한다. 의식적으로 자기 세포 속의 조화를 무너뜨려서 암을 만드는 것은 보통의 능력으로는 할수 없는 일이기 때문에 그것을 느낄 수 있는지 아닌지가 중요하다. 나는 심신의 저 깊은 곳에서 신호를 느꼈다. 하지만 그 신호를 느끼지 못했다면 변할 수 있는 기회를 얻지 못했을 것이다.

지금은 병을 의식하지 않는다. 나의 신체 상황을 스스로 읽을 수 있기 때문이다. 난소암을 극복 한 경험을 바탕으로 많은 암환자와 관련된 일을 하고 있으며, 그 외에 다양한 질병의 환자와도 관계를 맺고 있다. 그 경험을 살리면서 식사요법 연구자로서 강연과 스터디 그룹을 진행하면서 현재는 우쓰미 원장을 찾는 환자들에게 조언을 하고 있다.

나는 많은 서양의학의 의사를 만나왔지만, 한 인격체로서 진짜 의사를 만나 본 적이 없었다. 내가 생각하는 진짜 의사란 스스로 생각하고 다양한 가능성을 배워서 그 모든 가능성에 용기를 낼 수 있는 의사다. 나는 아날로그적인 인간이기 때문에 컴퓨터나 스마트폰을 좋아하지 않고 페이스북에도 전혀 관심이 없었다.

돌이켜 보면 내가 살아오면서 필요한 것들을 항상 내 스스로 찾은 적이 없었다. 뭔가 경험을 하기 전에 여러 가지 상황과 책을 비롯한 필요한 것들이 미리 내 앞에 준비되어 있었다. 설명하기는 어렵지만 우쓰미 원장과도 자연스럽게 만날 기회를 얻게 된 것이다.

마치며

이 책은 서양의학적 관점을 벗어난 암을 테마로 초보자라도 읽을 수 있는 수준으로 썼다. 방법론이나 과학론보다 사고를 중요시한 면이 있다. 사고가 중요시되면 아무래도 종교적인 느낌이 들지만 어쩔 수 없다. 하지만 의사로서 현장에서 환자들을 만나보면 과학으로는 도저히 설명할 수 없는 일이 자주 일어난다.

되돌아보니 정말 다양한 환자들을 경험했다.

● A는 20대에 암을 선고받은 후 당질에 중독되었다는 것을 알고 당질 제한식을 하게 되었다. 그 후 여러 가지 증상이 사라지면서 암의 재발을 막을 수 있었다.

● B는 암은 아니지만 크론병으로 수십 번 입원하여 거슨(Gerson) 해독요법과 육식 중심의 당질 제한 식사요법을 실천하여 장애인 수첩을 반환하게 되었다.

● C는 고기와 생선을 좋아하는 전문직 여성으로 임신 중에 난소암에 걸

리자 3대 치료법은 제쳐 두고 기존 식습관을 버리고 채식과 식사요법으로 무사히 출산하고 난소암도 극복했다.

● D는 신장암 말기 환자로 2개월 시한부였는데, 단식과 햇볕쬐기 그리고 감사하는 마음을 통해 말기 암을 극복하고 81세인 지금은 척추도 휘어지지 않았을 정도로 건강한 상태다.

다양한 사례를 들어봤지만 육식을 해서 암이 치유되기도 하고 채식을 해서 암이 치유되기도 해서 치유하는 데 있어서 일정한 패턴은 없다.

이들은 영양학적으로 말하면 대립된 사항이어서 의사나 영양사가 설명할 수 있는 것이 아니다. 식사요법으로 고기가 좋다, 생선이 좋다, 당질을 끊으면 암이 자라지 않는다, 현미의 항암 성분은 대단하다, 현미 채식을 하면 암이 치료가 된다 등등 온갖 거짓말이 난무하고 있다. 하지만 이런 것들을 실제로 경험한 사람에게는 통하지 않는다.

암에 걸린 사람들에게 발상의 전환이 일어난다고 해도 정신만으로 치료되는 것은 아니다. 그야말로 심신일여다. 여러 분야의 의사와 치료사, 영양학자를 쇼핑한 뒤 내가 운영하는 클리닉에 찾아오는 경우가 많다. 물론 내 클리닉에서 도망간 사람도 있기는 하지만…. 그런 다양한 분들과 만나기 위해서 나는 다양한 이론을 공부하면서 그에 대응할 기술을 준비하고 있다.

일단 닥터 쇼핑을 하는 사람은 그들을 담당하는 의사에게 지도를 받아도 나아지지 않는다. 몇 년이나 그들의 담당의사가 시키는 대로 했는데도 병세가 여전하다. 일식과 매크로비오틱, 현미 채식을 해서 병이 난 것이다. 최근 당질 제한식이 유행하고 있는데, 전문가에게 지도를 받아서 나빠진 사람도 있다. 제발 부탁드리는데 당질 제한은 어설픈 지식으로 할 일이 아니다.

이것은 인류의 거짓말과 정당화와 한계를 내포하고 있으며, 나의 한계점도 보여준다. 우리는 질병에 대한 문제를 생각할 때 이런 편협한 생각이 좋은지 어떤지 다시 한 번 생각해야 한다. 그런 편협한 사상을 가진 사람일수록 식사와 건강식품, 영양 따위를 거론하지만, 허무주의자인 내 관점에서 볼 때 그 사람은 정말 엄청난 거짓말쟁이다. 아니 정확하게 말하면 인류란 항상 거짓말만 하는 생물이다. 암이라는 것도 이런 생각 없이 암을 치료할 수 있는 진리에 이르지 못한다.

이것들을 가르쳐도 더 이상 의미가 없다고 생각하여 2017년 7월에 나는 해외로 나가는 것을 모색하고 있다. 물론 클리닉은 남아 있으며, 근본적인 치료법을 수행하는 합숙도 유지하고, 많지는 않지만 강연도 계속할 계획이다. 하지만 향후 많은 분들이 '사회독'에 관한 부분, 의료적인 부분, 방사능 문제 등을 계몽해 주기를 기대한다. 계몽이 된다면 그 후에는 모두 함께 실행하면 되는 것이다.

내가 하는 일에 대해 간단히 말하면, 일본 국내에 몇 개의 회사가 있고 하와이에 회사를 설립하고 있다. 2017년 5월 말에는 미국 비자를 취득해서 회사를 운영할 수 있게 되었다. 많은 분들의 지원이 있었는데, 내 목적은 이주가 아니다. 일본의 세뇌하는 방식에 질려서 일본을 바로잡기보다 해외에서 시작하고 싶었기 때문이다.

또 미국 회사와는 관계없이 아시아 각국에 회사를 설립하여 사업을 전개해 나갈 생각이다. 그곳에서도 이 책에서 말한 대로, 근본 치료법의 의미와 인생의 의미를 알려줄 계획이다. 나는 범세계적인 규모의 개혁을 꿈꾸고 있다. 기존의 가치관을 파괴하고 허무주의적이며 파괴적인 활동을 올해 급진적으로 전개해 나갈 계획이다. 이것이 내 삶의 목적 중 하나이기도 하다.

앞으로 많은 관계자들과 만날 수 있는 시간이 줄어들 것이다. 반면에 새로운 세계에서 새로운 만남이 있을 것이라 생각한다. 그곳에서 어떤 화학 반응이 일어나 범세계적 수준으로 영향을 미칠 수 있을 것인지 기대하고 있다. 하지만 이 모든 것이 내 가족의 지원이 있어야만 한다. 1년의 절반 가까이 가족과 만날 수 없는 생활을 하고 있지만 만날 수 없는 만큼, 내 가족에 대한 애정과 고마움은 깊어지고 있다. 혹시 어떤 병으로 내가 죽게 되더라도 나는 의료적 치료가 아닌 가족과 함께 있기를 간절히 원한다.

◆ 저자 ◆

우쓰미 사토루

1974년 효고에서 출생했다. 쓰쿠바대학 의학부를 졸업한 후 도쿄여자의과대학 부설 동양의학 연구소 연구원, 도쿄 경찰병원 소화기내과, 아이치종합병원 내과 및 한방과 근무를 거쳐, 우시쿠동양의학클리닉을 개업했다. 2017년 현재, 암 등 난치병 치료와 약을 멀리하는 운동을 주축으로 운영하는 Tokyo DD Clinic 원장이며, NPO법인 약해연구센터 이사장을 맡고 있다.

페이스북 팔로워 수가 15만 명이 넘는다. 의료계 내부고발자로 의학 분야의 감춰진 실체를 알리는 일을 하고 있으며, 의학 이외에도 음식과 원전 등 다양한 부분에서 자신의 생각을 펼치고 있다. 특히 현대 사회가 만들어 내는 '사회독'이라는 개념은 많은 사람에게 영향을 주었다. 동양의학의 심신일여 개념으로 암의 발생 원인을 '사회독'과 '정신적 트라우마'의 양면에서 파악하는 독자적인 암 치료를 실시하고 있다.

일본의 중소기업을 응원하는 쇼핑몰 사이트 '우쓰미의 셀렉트숍'과 '집중 합숙 연수시설 아마빌레'를 운영하고 있다.

《정신과 치료의 진실》이라는 저서가 베스트셀러에 올라 크게 주목을 받았으며, 《99%의 사람들이 모르는 이 세계의 비밀》, 《1일 3식을 끊어라!》, 《의학불요론》등의 저서를 꾸준히 발표하고 있다.

◆ 역자 ◆
이주관

부산 주관한의원 원장으로 동국대학교 한의과대학을 졸업했다. 대한한방성장학회 전 회장, 인제대학교 물리치료학과 외래교수 역임했으며, 한의사모임 Zero Pain 맥진내경학회 회장, 한의자연요법 지부회장이다.

《근골격계 질환과 테이핑요법의 임상 실제》,《침구진수》,《그림으로 보는 수진》,《건강을 얼굴에서 찾다-망진면진》,《향기치료: 아로마테라피와 첨단의료》,《얼굴을 보면 숨은 병이 보인다》등의 번역서와《고려의학 침뜸치료의 묘미》,《맨손요법의 진가》,《치매 걸린 뇌도 좋아지는 두뇌 체조》를 감수했다. 또한 MBC·KBS·KNN 등 건강프로그램에 다수 출연했다.

- http://www.주관한의원.com/
- 휴대전화: 010-9315-6633
- e-mail: jook1090@hanmail.net

◆ 역자 ◆
박유미

소통하는 글로 저자와 독자 사이의 편안한 징검다리가 되고 싶은 번역가다. 영남대학교 식품영양학과 졸업 후 방송통신대학에서 일본학을 공부하며 번역 에이전시 엔터스코리아 출판기획 및 일본어 전문 번역가로 활동하고 있다.

주요 역서로는《당을 끊는 식사법》,《원시인 식사법》,《콜레스테롤을 낮추는 29가지 습관》,《생각보다 강력한 천연세제》,《처음 시작하는 허브》,《우리 몸에 좋은 말린 식품 대사전》,《레오나르도 다빈치의 식탁》,《눈으로 보는 마성의 절세미녀》,《365일 모닝수프》,《최강왕 곤충배틀》,《최강왕 동물 배틀》,《365일 샐러드》 등이 있다.

의사에게 의지하지 않아도 암은 사라진다

내과 의사인 내가 암에 걸렸을 때 실천하게 될 기본 치료법

2019년 2월 28일 1판 1쇄 발행

지은이   우쓰미 사토루
옮긴이   이주관 박유미

발행인   최봉규
발행처   청홍(지상사)
출판등록   1999년 1월 27일 제2017-000074호

주소   서울 용산구 효창원로64길 6(효창동) 일진빌딩 2층
우편번호   04317
전화번호   02)3453-6111   **팩시밀리**   02)3452-1440
홈페이지   www.cheonghong.com
이메일   jhj-9020@hanmail.net

한국어판 출판권 ⓒ 청홍(지상사), 2019
ISBN 978-89-90116-88-8 03510

이 도서의 국립중앙도서관 출판시도서목록(CIP)은 e-CIP홈페이지(http://www.nl.go.kr/ecip)와
국가자료공동목록시스템(http://www.nl.go.kr/kolisnet)에서 이용하실 수 있습니다.
(CIP제어번호: CIP2019001739)